Eduard Eidam

Der gegenwärtige Standpunkt der Mykologie mit Rücksicht auf die Lehre von Infektionskrankheiten

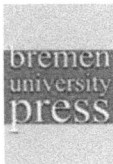

bremen
university
press

Eduard Eidam

Der gegenwärtige Standpunkt der Mykologie mit Rücksicht auf die Lehre von Infektionskrankheiten

ISBN/EAN: 9783955620950

Auflage: 1

Erscheinungsjahr: 2013

Erscheinungsort: Bremen, Deutschland

bremen
university
press

Der gegenwärtige Standpunkt

der

Mycologie

mit Rücksicht

auf die Lehre von den Infections-Krankheiten.

Auf Veranlassung des medicinisch-aetiologischen Vereins zu Berlin

für

Aerzte und Studirende

bearbeitet

von

Dr. Eduard Eidam

Berlin 1871.

Verlag von H. E. Oliven.

Louisenstrasse 45.

Herrn

Dr. Moritz Lövinson

in aufrichtiger Verehrung

gewidmet

vom

Verfasser.

Vorwort.

Kein Zweig der medicinischen Forschung hat die Neuzeit mit einer umfangreicheren Literatur versehen, als die Lehre von den Infectionskrankheiten. Sie bildet eine der brennendsten Tagesfragen; und doch, da über die Ursachen dieser Krankheiten die verschiedensten Hypothesen aufgestellt und wieder verworfen worden sind, ist bis heute Niemand im Stande, eine allseitig befriedigende Erklärung wissenschaftlich zu begründen.

Vielfache Forschungen haben jedoch mit nicht zu unterschätzender Wahrscheinlichkeit darauf hingewiesen, dass zunächst jene so überaus schwer zu bestimmende Familie der sogenannten Schizomyceten, welche an der Grenze von Thier- und Pflanzenreich steht, und manche genera aus der grossen Familie der Pilze es sein dürften, auf die sich der Verdacht, Erzeuger verheerender Krankheiten auch bei Menschen und Thieren zu sein, lenken muss.

Die Pilzliteratur ist in neuerer Zeit aber so enorm angeschwollen, dass es Aerzten und Studirenden nur äusserst schwer und mit grösstem Zeitaufwand möglich ist, sie kennen zu lernen und ihr zu folgen. Eine critische Zusammenstellung derselben unter Berücksichtigung obiger Fragen ist daher dringendes Bedürfniss geworden.

Der medicinisch-aetiologische Verein zur Erforschung und Vernichtung von Krankheitsursachen in Berlin hatte nach einer in mehreren Sitzungen fortgesetzten Verhandlung über diesen Gegenstand beschlossen, eine Darstellung des gegenwärtigen Standpunktes veröffentlichen zu lassen und deshalb veranlasste mich der Secretair des Vereins, Herr Dr. Lövinson, mit dem ich seit längerer Zeit microscopische Untersuchungen über die Natur der Ansteckungsstoffe anstelle, zur Ausführung derselben, wobei er in grösster Bereitwilligkeit mit allen erforderlichen Hülfsmitteln mich unterstützte.

Vorliegende Arbeit sucht, mit Beobachtung einer streng neutralen Stellung, dem Mediciner einen Leitfaden an die Hand zu geben, der ihn in dem Labyrinthe der heutigen Mycologie zurechtweisen soll. Zur Kenntniss der bedeutenden Terminologie ist eine Erklärung sämmtlicher mycologischer Ausdrücke angefügt.

Die hohe Bedeutung, welche es für das Wohlergehen der gesammten Menschheit hat, der Ursache von Epidemieen auf den Grund zu kommen, fordert dringend, dass zur Lösung dieser Aufgabe von allen Seiten die grössten Anstrengungen gemacht werden.

Möchte auch dieses Werkchen zur Erreichung eines so wichtigen Zweckes etwas beitragen!

Berlin, den 14. September 1871.

Der Verfasser.

INHALT.

LITERATUR.

Ball, Th. Die wichtigsten Sätze der neueren Mycologie, Jena 1861.
— — Ueber Pilzepizootien der forstverheerenden Raupen. Danzig 1869.
— — Mittheilungen über d. Vork. u. d. Entwicklung einiger Pilzformen, Danzig, 1867.
— — Ueber Hefe, Flora 1857.
Bary de, A. Morphologie und Physiologie der Pilze, Flechten u. Myxomycet. Leipzig, 1866.
— — Zur Kenntniss insectentödt. Pilze. Bot. Ztg. 1867, 1869.
Bary de A. u. Woronin, M. Beiträge zur Morphologie und Physiol. der Pilze Frankfurt a. M., 1864, 66, 70.
— — Ueber Schimmel u. Hefe, wissenschaftl. Vorträge von Virchow und Holtzendorf. 87, 88. 1869.
Bonorden, H. F. Abhandlungen a. d. Gebiete d. Mycologie, Halle 1864, 1870.
— — Handbuch der allgem. Mycologie. Mit 12 Tafeln 1851.
Brefeld, O. Entwickl.-Gesch. d. Empusa. Abhandl. d. Senkenberg. naturforsch. Gesellschaft 1871.
Cohn, Beiträge zur Biologie der Pflanzen. I. 1870.
Fresenius, G. Ueber die Pilzgatt. Entomophtora. Sep. Abdruck.
Fuckel, L. Symbolae mycologicae, Wiesbaden 1869.
Hallier, E. Die pflanzlichen Parasiten des menschl. Körpers, Leipzig, 1866.
— — Gährungserscheinungen, Leipz. 1868.
— — parasitologische Untersuchungen. Leipzig 1868.
— — Phytopathologie, Leipz. 1868.
— — Zeitschrift für Parasitenkunde, 1869, 1870, 1871.
Hoffmann, H. Mycologische Studien über Gährung. bot. Ztg. 1860.
— — Ueber Bacterien. Bot. Ztg. 1869.
— — Mycologische Berichte. Giesen, 1870, 1871.
Hofmeister, W. Handbuch der physiol. Bot. I.: Die Lehre v. d. Pflanzen-Zelle, Leipz. 1867.
Karsten, H. Chemismus der Pflanzenzelle. Wien, 1869.
Liebig, J. v. Ueber Gährung, Quelle d. Muskelkraft u. Ernährung, Leipz. 1870.
Pasteur, M. L. Mémoire sur les corpuscules organisés, qui existent dans l'atmosphère. Annales de chimie et de physique. Paris 1862.
Pringsheim, N. Jahrbüch. für wissenschaftliche Botanik. 1864—71.
— — Unters. über den Bau u. d. Bild. d. Pfl.-Zelle. Berlin 1854.
Rees, M. Bot. Untersuchungen über d. Alkohol-Gährungspilze, Leipzig 1870.
Sachs, J. Handbuch der Experimental-Physiologie der Pflanzen, Leipz. 1865.
Tulasne, L. R. et C. Tulasne. Selecta fungorum carpologia, Paris, 1861—1865.

Einleitung.

Wenige Jahrzehnte sind vergangen, seitdem es gelungen ist, mit Hülfe verbesserter Mikroscope die Anatomie und Physiologie der Pflanzen und Thiere auf einen erhöhten Standpunct zu fördern. Ueberblicken wir die Resultate der heutigen Forschung, so müssen wir uns wundern, welch' eine Fülle von Thatsachen an's Licht gebracht worden ist. Mit regem Eifer bemühen sich überall die Naturforscher, unrichtige Ansichten zu verbessern, und das Gebiet unserer Kenntnisse zu erweitern. Dabei tauchen aber manche Streitfragen auf, deren Lösung zu unausgesetzter Thätigkeit auffordert.

Solche Streitfragen machen sich besonders bei jenen Untersuchungen geltend, bei welchen wegen der Kleinheit der Organismen und der Schwierigkeit ihrer Beobachtung selbst die Hülfe, welche uns unsere heutigen Mikroscope gewähren, beinahe unzureichend ist. So wird es oft schwer, auf dem Gebiete des nach unserer menschlichen Auffassung und systematischen Eintheilung, niedersten Thier- und Pflanzenlebens eine scharfe Grenze zu ziehen. Denn, wenn wir auch leicht höhere Pflanzen und Thiere von einander zu trennen im Stande sind, so gehen doch, je tiefer wir hinabsteigen, die Unterschiede zwischen Pflanze und Thier mehr und mehr verloren. Aber auch hier hat die Forschung bedeutend gesichtet, und man kommt immer mehr dahin, die Entwicklung und die Bedingungen der Existenz der niedersten Organismen kennen zu lernen.

Unter diesen niedersten Geschöpfen befinden sich viele, von denen uns bisher bekannt ist, dass sie nur auf, oder in dem Organismus höherer Thiere und Pflanzen leben und aus diesem ihre Nahrung ziehen. Derartige, auf fremde organische Nährboden angewiesene Wesen bezeichnen wir mit dem Namen

1

Schmarotzer oder Parasiten. Sind solche Schmarotzer in grösserer Anzahl vorhanden — und ihre Vermehrung ist ja immer eine ungeheure — so müssen sie einen schädlichen Reiz auf ihren Wirth ausüben und diesen erkranken machen. Treten nun bestimmte Krankheiten gleichzeitig in einem weiten Umfange bei Thieren oder Pflanzen auf, so entstehen Epidemien. Nützlich sind jedoch andererseits manche dieser Parasiten insofern, als sie auch abgestorbene Pflanzen und Thiere bewohnen, wo sie dann durch ihren Lebensprozess zur rascherern Beseitigung derselben beitragen.

Gedenkt man der schnellen Verbreitung, welche die epidemischen Krankheiten häufig annehmen und der ungeheueren Verheerungen, welche sie bewirken, so sieht man ein, dass es von der grössten Wichtigkeit ist, die Ursachen derselben kennen zu lernen. Wie aber findet diese Verbreitung statt? Geschieht sie durch Uebertragung, durch Infection? Gerade hier sind die Untersuchungen am allerschwierigsten; das Gebiet der epidemischen Krankheiten ist noch wenig gekannt, es bietet der Speculation und der Hypothese einen reichen Tummelplatz.

Dies gilt ganz besonders von den Infections-Krankheiten, welche bei Menschen und Säugethieren vorkommen.

Vollständig auf ihre Ursache zurückgeführt und in ihrer ganzen Entwicklungsgeschichte verfolgt, sind dagegen einige epidemische Krankheiten bei Insecten, sowie eine grosse Anzahl bei verschiedenen höheren Pflanzen und hier wurden als Urheber derselben Pilze erkannt, welche die vorher scheinbar gesunden Wirthe befallen und durch ihre überhandnehmende rapide Vermehrung zu Grunde richten. Es ist also Aufgabe der Wissenschaft, zu erforschen, von welcher Bedeutung auch bei jenen Krankheiten vielleicht Pilze sein dürften; und die Lehre von den Pilzen — die Mycologie — gewinnt dadurch eine so entscheidende Bedeutung für die gesammte Medicin.

Die Zelle.

Hand in Hand mit dem Studium der auf der niedersten Stufe stehenden Organismen geht dasjenige des Zellenlebens. Bekanntlich sind alle Geschöpfe der organischen Welt aus Zellen zusammengesetzt und während die Zellformen bei den höheren und höchsten Pflanzen und Thieren an Gestalt immer mannigfacher, in ihrer Zusammensetzung immer complicirter werden, sehen wir umgekehrt, dass, je niedriger die Stufe ist, welche eine Pflanze oder ein Thier einnimmt, die Zellen einfacher und weniger zahlreich werden, bis zuletzt der ganze Organismus nur aus einer einzigen Zelle besteht, welche die Functionen der Ernährung und Fortpflanzung verrichtet.

Das Studium dieser niederen Gebilde ist daher mehr oder weniger ein Studium der Zelle selbst.

Mannigfach sind die Theorieen gewesen, welche über die Pflanzenzelle, über deren Bildung und Vermehrung aufgestellt wurden. Auch heute noch differiren die Ansichten, wie in Folgendem gezeigt werden soll.

Die Pflanzenzelle stellt ein kleines geschlossenes Säckchen dar, dessen ursprüngliche Gestalt rund oder länglich rund ist, durch gegenseitigen Druck und durch sonstige andere Einflüsse nimmt sie aber eine sehr verschiedene Gestalt an. Die wesentlichen Bestandtheile einer Zelle sind das Protoplasma, der Zellsaft, der Zellkern und die Zellmembran.

Die Zellmembran ist anfangs zart, sie umgiebt allseitig die junge Zelle. Sie besteht aus Cellulose und ist eine stickstofffreie Ausscheidung des Protoplasmas, welche entweder gleichmässig auf dem ganzen Umfange der Zelle erfolgt oder an besonderen Stellen in hervorragender Weise, wodurch auf der Aussenfläche warzige Hervorragungen, Leisten oder Buckeln entstehen, wie z. B. bei den Pollenkörnern. Findet die Ablagerung der Cellulose nach Innen in ungleichmässiger Weise statt, so entstehen die Spiral-, Leiter- oder Treppen-Gefässe; ist die Zellwand an einigen Stellen sehr stark, an anderen kleineren sehr schwach entwickelt, so bilden sich Poren oder Tüpfel. Oft wird die Membran, welche zwei Zellen trennt, durchlöchert oder vollständig resorbirt und die Nachbarzellen treten mit einander in Verbindung.. Durch fortgesetzte Ablagerungen neuer Theile zwischen die schon vorhandenen, und Ausdehnung vergrössert sich die Zelle immer mehr und die Zellhaut zeigt häufig deutliche Schichtung; ihre Structur wird derber und holzig. Bisweilen enthält die Membran Kalksalze und Kieselsäure und bekommt dadurch eine grosse Festigkeit.

Im Innern der Zelle befindet sich der Zellkern. Er ist besonders gross in jugendlichen, in rascher Entwickelung und Theilung begriffenen Zellen, wo er oft den grössten Theil der ganzen Zelle ausmacht. So ist er besonders entwickelt in den Zellen am Vegetationsgipfel und an der Wurzelspitze. Nur bei den Thallophyten kann er fehlen, bei den höheren Gewächsen ist er stets vorhanden. Er befindet sich entweder im Centrum der Zelle, oder seitlich an der Wand derselben. Im ersteren Falle gehen vom wandständigen Protoplasma Stränge an den Zellkern. In ihm findet man häufig noch viele kleinere Körnchen. Er vermehrt sich durch Theilung und solche Theilungen gehen sehr häufig der Bildung neuer Zellen voraus. Man kann dies sehr schön an den centralen Zellkernen bei Spirogyra beobachten. Der Zellkern ist als eine Absonderung des Protoplasmas, gleichsam als ein dichteres Protoplasma, zu betrachten und die in ihm enthaltenen Kernkörperchen sind wohl desselben Ursprungs, und von noch grösserer Consistenz. Während der Zellkern in den jungen Zellen so bedeutend überwiegt, tritt er in älteren Zellen immer mehr zurück, um endlich ganz zu verschwinden.

Der wichtigste Bestandtheil der Zelle, aus welchem alle andern gebildet werden, ist das Protoplasma. Dasselbe ist als der eigentliche Lebenserreger der Zelle anzusehen. Es besitzt schleimig-körnige Consistenz und ist ein Gemenge von Eiweissstoffen mit Wasser und geringen Mineralbestandtheilen. Häufig enthält es auch Oeltröpfchen. Die der Zellwand anliegende Schicht des Protoplasmas ist gewöhnlich von zäherer Consistenz; sie wurde von H. v. Mohl Primordialschlauch genannt. Pringsheim hat das Protoplasma in zwei Schichten getheilt, eine äussere Hautschicht und eine innere Körnerschicht. Doch ist die Consistenz des Protoplasmas je nach der Entwicklung der Zelle eine sehr variable.

Ueberhaupt besitzt es eine Fähigkeit, sich zu verändern, wie kein anderes Gebilde.

Häufig finden Strömungen im Protoplasma statt in verschiedener Weise, gleichmässig rotirend, wobei oft der Zellkern und die Chlorophyllkörner mitgerissen werden oder die Strömchen vertheilen sich in unregelmässig netzartiger Verzweigung. Das Protoplasma kommt auch ganz frei und ohne wahrnehmbare Haut vor. Die Sporen der Myxomyceten, — der Schleimpilze, — z. B. entlassen aus ihrer Membran das Plasma, welches in Gestalt von Schwärmern, mit Cilien versehen, frei hervortritt, durch Ausstülpen von Fortsätzen und Einziehen derselben sich fortbewegt und durch Vereinigung dieser Schwärmer entstehen die merkwürdigen Plasmodien, welche auf dem Boden umherkriechen und erst später zur Sporenbildung mit einer festen Haut sich umgeben. Jeder Tropfen Wasser, aus einem Teich oder einer Pfütze genommen, zeigt uns unter dem Mikroscop unzählige punktförmige Körperchen, die sich tanzend hin- und herbewegen nnd reine Protoplasmaklümpchen ohne erkennbare Membran vorstellen. Diese Körperchen heissen Monaden. Man sieht also, dass das Protoplasma frei leben kann und dass sich aus ihm Zellen bilden können.

Aus dem Protoplasma sind auch die Chlorophyllkörner hervorgegangen. Ihre Grundsubstanz ist stets Protoplasma und sie sind mit dem in Alkohol oder Aether löslichen grünen Farbstoff imprägnirt. Die Chlorophyllkörner kommen in den höheren Pflanzen immer in rundlicher Form vor, bei den Algen besitzen sie oft zierliche, stern-, band- oder plattenartige Gestalten. Sehr häufig finden sich in ihrem Innern Stärkekörner.

Die Stärkekörner sind ein sehr häufiger Bestandtheil der Zellen. Ihre Form ist sehr verschieden. Sie sind aus zahlreichen wasserärmeren und wasserreicheren Schichten zusammengesetzt, welche von einem excentrischen Punkte auslaufen. Das Wachsthum geschieht durch Intussusception, d. h. durch fortwährende Einlagerung neuer Theilchen zwischen die schon vorhandenen. Die Stärkekörner bestehen aus zwei Bestandtheilen, der durch Speichel ausziehbaren Granulose und aus Stärkecellulose. Die Stärkekörner bilden die Reservenahrung der Pflanzen und sie werden in einigen Organen in besonders reichlicher Menge aufgestapelt. Das Inulin ist eine besondere Art von Stärke; es findet sich bei einigen Gattungen aus der Familie der Compositen. Einen weiteren Bestandtheil der Zellen bilden die Aleuronkörner. Es sind dies krystallisirte Protoplasmakörper, welche besonders in oelreichen Samen oder in Knollen sich finden. Häufig kommen auch in den Zellen Krystalle oder Krystalldrusen vor. Sie bestehen meist aus oxalsaurem Kalk.

Wenn das Protoplasma in dichterer Schicht an die Wand sich zurückzieht, so entstehen häufig grössere Höhlungen, Vacuolen, welche mit wässrigem Saft erfüllt sind. Sie werden von netzartigen Zweigen des Protoplasmas durchzogen oder es bildet sich, wenn diese Zweige fehlen, eine grosse centrale Vacuole.

Entstehung der Zellen.

Die Entstehung der Zellen findet auf zweierlei verschiedene Weisen statt: Durch Zelltheilung und durch freie Zellbildung Stets entstehen die Zellen im Innern von schon vorhandenen, niemals ausserhalb derselben.

Bei der freien Zellbildung treten im Protoplasma der Zelle kleine Körperchen auf, welche als Bildungscentra für die jungen Tochterzellen anzusehen sind. Um dieselben sammelt sich ein Theil des Zellinhaltes, welcher sich immer schärfer von dem übrigen abgrenzt. Zuletzt entsteht um diese ausgeschiedenen Plasmaparthieen ein äusserst zartes Häutchen, welches allmählig dichter wird und damit ist die neue Zelle gebildet. Der Unterschied der freien Zellbildung von derjenigen durch Theilung ist der, dass bei letzterer der ganze Inhalt der Zellen verbraucht wird zur Bildung von Tochterzellen, während bei der freien Zellbildung ein Theil des Plasmainhaltes übrigbleibt. Die freie Zellbildung ist selten, sie findet sich im höheren Pflanzenreich im Embryosack, dann kommt sie vor bei der Bildung der Sporen einiger Algen, ferner bei derjenigen der Flechten und vieler Pilze. Die in den Ascis der Ascomyceten gebildeten Sporen z. B. entstehen auf diese Weise.

Die Zellbildung durch Theilung ist die gewöhnlichste. Auch hier treten in der Zelle neue Bildungsheerde auf, um welche sich das Plasma sammelt, doch wird dabei der ganze Inhalt der Zelle verbraucht und von der Mutterzelle bleibt Nichts als die Membran übrig. Diese Zellbildung kann auf verschiedene Weise stattfinden. Die sich bildenden Tochterzellen können entweder gleich während ihrer Bildung eine Membran ausscheiden oder erst nach derselben. Der erstere Fall findet sich sehr häufig bei der Bildung der Pollenkörner vieler Dicotyledonen in ihren Specialmutterzellen. Mit keiner Zellhaut umgeben sind dagegen z. B. die Schwärmsporen in den Zoosporangien bei Saprolegnia, wo der ganze Inhalt des Sporangiums in zahlreiche Kugeln zerfällt. Erst nachdem die Schwärmsporen ausgetreten sind, umgeben sie sich mit einer Membran. Bei den eben besprochenen Zelltheilungen ziehen sich nun die gebildeten Tochterzellen zusammen oder es findet eine Abrundung des Plasmainhaltes der Mutterzelle statt. Dies ist aber bei den meisten Zelltheilungen nicht der Fall, diese finden vielmehr in der Weise statt, dass von der Mutterzelle einzelne Theile abgeschnitten werden durch neu entstehende Scheidewände. Es kann in letzterem Fall die Zellhaut auf der ganzen Theilungsfläche an allen Punkten gleichzeitig entstehen und dies ist der bei weitem häufigste Vorgang bei der Zelltheilung. Er findet sich in den Geweben aller höheren Gewächse. Ein zweiter seltener Fall ist der, dass die Zellmembran am Rande der Mutterzelle gebildet wird und ringförmig immer weiter in das sich theilende Protoplasma hineinwächst, bis sie dann zuletzt eine vollkommene Scheidewand bildet. Dies ist besonders schön bei der Zelltheilung der Spirogyrafäden zu sehen.

Ausser der beschriebenen Art der Zelltheilung kommen aber mancherlei Uebergänge und Modificationen vor. Dahin gehört z. B. die Copulation, wie sie häufig bei Algen und Pilzen beobachtet wird. Zwei benachbarte Zellen nahe aneinander stehender Fäden treiben Ausstülpungen, welche auf einander zuwachsen und sich schliesslich vereinigen. Die trennende Zellwand wird nun resorbirt und es entsteht aus dem Inhalt der beiden zusammengewachsenen Mutterzellen eine neue Tochterzelle, eine Spore, welche gewöhnlich nach längerer Ruheperiode zu keimen beginnt.

Eine bei den Pilzen überaus häufige Zellbildung findet durch Abschnürung statt. Sie ist eine besondere Art der Zelltheilung, welche sich aber von der bisher besprochenen dadurch unterscheidet, dass die Mutterzelle vor der Theilung ihre Gestalt verändert hat. Dieselbe stülpt sich nemlich an einer Stelle aus, diese Ausstülpung wächst und wird endlich durch eine Scheidewand als Tochterzelle abgegliedert. Oder die Mutterzelle ist eine Basidie, auf welcher mehrere zugespitzte Hervorragungen entstehen, sterigmata genannt, welche

an der Spitze kuglich anschwellen, diese Anschwellungen vergrössern sich und grenzen sich endlich durch eine Scheidewand
als selbstständige Sporen ab.

Das Leben der Zelle lässt sich sehr gut bei den krypto-
gamen Pflanzen verfolgen, so bei den Algen und Pilzen,
welche sehr häufig aus nur wenigen und einfachen Zellen zusammengesetzt sind.

Ansichten von Karsten über die Zellen.

Eine von der bisher beschriebenen, jetzt allgemein gel-
tenden Lehre von der Zelle, verschiedene Ansicht hat Karsten.
Nach ihm besteht jede Zelle aus mehreren in einander
geschachtelten Zellensystemen. Die Membran der äussersten
Zelle heisst er die primäre Zelle, nach dieser folgt die zweite
Zellhaut, welcher er den Namen secundäre Zelle giebt. Den
Zellkern nennt er tertiäre und die im Zellkern vorkommenden
Kernkörperchen quaternäre Zellchen. Die Entstehung der Zelle
denkt sich Karsten nun so, dass die äussersten Membranen,
die primäre und secundäre Zelle, allmählich verflüssigt werden,
worauf die tertiäre und die quaternäre etc. Zelle heranwächst.
Die Membran der jungen Zelle ist anfangs stickstoffhaltig,
später wird durch Differenzirung und während die im Innern
immer neu entstehenden Zellchen das stickstoffhaltige Plasma
für sich verbrauchen, die äussere Membran immer kohlenstoff-
reicher und stickstoffärmer. Alle obigen in einander geschachtelten und durch Verflüssigung der äusseren von innen immer
wieder neu regenerirten Zellen heisst Karsten Gewebezellen.
Von diesen unterscheidet er die Secretionszellchen, welche nie
in die gewöhnlichen Zellen auswachsen können, sondern die
Chlorophyll, Amylum, Harz, ätherisches Oel etc. enthalten.
Die Gewebezellen können, wenn sie aus ihrem Organismus
gerissen und in veränderte Lebensverhältnisse gebracht werden,
sich diesen anbequemen, ja sich zu verschiedenen einfachen Or-
ganisationsstufen entwickeln.
Karsten nimmt also an, dass, da Inhalt und Membran
der Zelle gleichmässig an der Assimilation theilnehmen, das
Leben der Zelle durch die fortwährende Veränderung aller
ihrer Bestandtheile hervorgerufen wird. Er glaubt, dass jede

Zelle mit ihrer Membran schon fertig gebildet in ihrer Mutterzelle sich befinde, so dass demnach die Zellbildung nicht in einer
blossen Sonderung von Protoplama in der Mutterzelle bestünde.
Die im Plasma schon bestehenden Zellchen sind sehr stickstoff-
reich und in ihnen sollen sich als höchst kleine Körnchen
die Secretionszellchen bereits vorfinden, welche mit dem
Wachsthum der Gewebezellen theilweise resorbirt werden.
Jede Zelle gestaltet je nach den chemischen und physika-
lischen Einflüssen, unter welchen sie sich befindet, ihre Verhältnisse mannigfach um.

Karsten behält trotz aller Angriffe seine Zelltheorie stand-
haft bei. Jedenfalls ist sie aber nur mit der grössten Vorsicht aufzunehmen.

Die Pilze.

Reich an Mannigfaltigkeit und Veränderungen in ihrer Gestalt, wie keine andere Pflanzenfamilie, sind die Pilze. Sie zeigen die Erscheinungen des Generationswechsels und der Polymorphie in vollkommenster Weise. Hauptsächlich durch Tulasne's ausgezeichnete Untersuchungen sind diese Verhältnisse näher bekannt geworden.

Die Pilze sind chlorophyllfreie Pflanzen, deren Thallus aus Zellfäden, Hyphen, besteht, welche durch Spitzenwachsthum sich vergrössern. Diese Hyphen können frei sein oder sie verbinden sich, wobei sie sich verzweigen und dann die zusammengesetzten Körper der grösseren Pilze darstellen. Ueberaus verschieden ist die äussere Form, unter welcher die Pilze auftreten. Bald sind es einfache Fäden, die über ihr Substrat hinkriechen oder sich in demselben verzweigen; bald dichtere Polster; bald erheben sie sich als fleischige Körper in Keulen-, Kugel-, Hut- oder Becherform. Die ursprüngliche Gestalt der Zelle des Pilzkörpers ist also eine cylindrische; durch gegenseitigen Druck nehmen sie aber häufig eine pseudoparenchymatische Form an. Während die Zellmembranen der übrigen Pflanzen bei der Behandlung mit Schwefelsäure und Jodlösung blau gefärbt werden, ist dies bei den Pilzen nur selten der Fall.

Alle Pilze sind wegen ihres Chlorophyllmangels unfähig, zu assimiliren, vielmehr müssen sie die schon vorbereiteten assimilirten Verbindungen anderer Organismen in sich aufnehmen. Sie bewohnen theils lebende, gesunde Pflanzen und Thiere, theils abgestorbene und deren Zersetzungsproducte. Im ersten Fall sind sie echte Parasiten, im zweiten heissen sie Fäulnissbewohner, Saprophyten. Die Entwicklung der Pilze geht von den Sporen, den gewöhnlich in sehr grosser Zahl gebildeten Fortpflanzungszellen, aus.

Die Sporen beginnen ihre Entwicklung damit, dass die Membran gesprengt wird, der Inhalt tritt in Gestalt eines Schlauches heraus. Dieser Keimschlauch verlängert sich immer mehr, er bekommt Scheidewände und indem er sich verästelt, bildet er bald ein überall im Nährsubstrate sich verbreitendes Fadengeflecht, welches Mycelium genannt wird. Vom Mycelium aus erheben sich die Fruchtträger, als einzelne Fäden, welche sich häufig verästeln oder als aus dicht verflochtenen Hyphen gebildete fleischige Körper, bei welchen die Spitzen der Fäden die sporenerzeugenden Zellen tragen, so dass eine Fruchtschichte, Hymenium, gebildet wird. Die Sporen werden theils frei in der Luft auf Basidien, theils in Sporangien, theils durch freie Zellbildung in Sporenschläuchen gebildet.

Das Ausstreuen der Sporen erfolgt bei den durch Abschnürung gebildeten, durch einfaches Abfallen oder Verstäuben. Die in Sporangien gebildeten werden dadurch frei, dass die Sporangiumwand sich auflöst oder gesprengt wird. In den Perithecien wird oft schon vor der Entleerung der Asci die Membran derselben in eine Gallerte verwandelt, welche dann häufig mit den Sporen in Gestalt eines rankenförmigen Schleimes aus einer oberen Oeffnung entleert wird. Bei Pilobolus, einer zierlichen, auf Pferdemist wachsenden Mucorinee, wird das ganze Sporangium durch den Druck der immer mehr anschwellenden unteren Trägerzelle mit grosser Kraft fortgeschleudert. Aehnlich ist es mit den Sporen beim Fliegenpilz, Empusa muscae. Die Asci entleeren ihre Sporen durch einen Riss oder einen Deckel in ihrem Scheitel.

Aeusserst verschieden sind die Sporen ihrer Form, Farbe und Entstehung nach.

Ebenso mannigfach ist die Fortpflanzung der Pilze, sie findet auf geschlechtlichem oder ungeschlechtlichem Wege statt.

Durch die neueren Untersuchungen wird es immer wahrscheinlicher, dass jeder Pilz durch einen geschlechtlichen Vorgang entstanden ist. Für viele ist dies schon nachgewiesen und besonders bei den Peronosporeen, den Pyrenomyceten und Discomyceten durch die schönen Resultate von de Bary und Woronin dargethan.

Bei der Befruchtung treten immer zwei Zellen auf, von

welchen die eine das männliche, die andere das weibliche Organ vorstellt. Ersteres legt sich an das letztere, das Oogonium, an, oder treibt einen schnabelartigen Fortsatz an dasselbe; es findet durch diosmotischen Vorgang oder durch Resorption der Zwischenwände ein Austausch des Zellinhaltes statt, worauf dann entweder eine oder mehrere Oosporen in der weiblichen Zelle entstehen, oder es überwachsen bei den Ascomyceten von unten her allseitig sich erhebende Zweige den Geschlechtsapparat, und es entsteht so durch Vergrösserung und Differenzirung der Gewebe ein Fruchtkörper, in oder auf welchem die zahlreichen Schläuche mit ihren meist 8 Sporen gebildet werden.

Ganz besonders interessant ist es nun, dass die meisten Pilze in mehreren völlig verschiedenen Formen und mit verschiedenen Fructificationen auftreten können. In der Entwicklung der Formen findet oft eine regelmässige Aufeinanderfolge statt und diejenige Generation, welche einem geschlechtlichen Vorgang ihre Entstehung verdankt, muss als die höchst entwickeltste im Formenkreis angesehen werden. Dieser Polymorphismus der Pilze lässt sich durch die Entwicklungsgeschichte nachweisen, welche zeigt, dass die verschiedenen Formen eines Pilzes von ein und demselben Mycelium ausgehen. Wie sehr man aber hier oft Täuschungen ausgesetzt ist, zeigt die Entdeckung de Bary's, welcher nachgewiesen hat, dass die sogenannten Pycniden, welche bisher als eine besondere Fruchtform der Pyrenomyceten betrachtet wurden, durch die Wucherung eines zweiten Parasiten im Mycelium derselben hervorgebracht werden. Die Pycniden sind nichts weiter als die Fruchtkörper eines Pilzes, Cicinnobolus genannt. de Bary sah auch das Eindringen der keimenden Sporen desselben in's Mycel von Kernpilzen.

Es entwickelt sich hier ein Parasit in einem andern. So auffallend ist also die Schmarotzernatur der Pilze, dass sie sich sogar auf Ihresgleichen ansiedeln. So finden wir auch z. B. im Herbst die zerfallenden grossen Hymenomyceten von zahlreichen Faden- und Schlauchpilzen bewohnt.

Einige Pilze durchlaufen nun ihre ganze Entwicklung auf einem und demselben Wirth, bei andern ist für jede Form ein besonderer Wirth erforderlich. Ein Beispiel der letzteren Art bietet das Uredo graminis, der Rost des Getreides.

Das Uredo, aus gestielten, eiförmigen, derbwandigen Sporen bestehend, vermehrt sich während des Sommers als solches, seine Sporen dienen zur Hervorbringung einer möglichst grossen Individuenzahl; im Herbste entstehen aus demselben Mycel die Teleutosporen, welche meist zweifächrig sind. Dieselben müssen den Winter hindurch eine längere Ruheperiode. durchmachen, bevor sie keimen können. Gelangen nun im Frühjahr diese Teleutosporen auf die Blätter von Berberis vulgaris, so entwickeln sie ein Promycelium, welches Sporidien abschnürt; die letzteren keimen, sie dringen in die Blätter ein und erzeugen eine neue Fruchtform, das Aecidium berberidis sowie die dazu gehörigen Spermogonien, urnenförmige, in das Blattgewebe eingesenkte Behälter, deren Innenwand sog. Spermatien abschnürt. Man vermuthet, dass der Bildung des Aecidium, der höchsten Form im Entwicklungskreise, ein geschlechtlicher Act am Mycelium vorhergeht. Merkwürdigerweise findet nur auf den Blättern der Berberitze die Entwicklung des Aecidium statt, auf anderen Blättern gehen die Teleutosporen zu Grunde; umgekehrt keimen die Sporen von Aecidium nur dann, wenn sie auf ein Gras gelangen, wo sie nun wieder das Uredo erzeugen.

Der Nachweis dieses Generationswechsels ist de Bary gelungen, und seitdem hat man den Zusammenhang vieler früher als besondere Arten beschriebener Pilze aufgefunden. Auch ist es jetzt durch die sorgfältigen Untersuchungen von Schwendener und Famintzin festgestellt, dass die Flechten, welche früher eine besondere Classe ausmachten, Pilze sind, Ascomyceten, und die in ihnen sich vorfindenden grünen Gonidien sind Algen, welche von dem Gewebe der Pilze vollständig eingeschlossen werden, so dass also die Pilze die Schmarotzer dieser Algen sind.

Alle diese Entdeckungen der Neuzeit haben nun eine vollständige Umwälzung in der Mycologie hervorgerufen; die ganze frühere Eintheilung der Pilze musste aufgegeben werden, und es kann auch heute noch lange nicht von einer definitiven solchen die Rede sein; denn noch zu viele Pilze stehen vereinzelt da, ohne dass es gelungen ist, ihre entsprechende Zusammengehörigkeit mit den andern Formen aufzufinden.

de Bary hat eine Classification der Pilze vorgeschlagen, welche sich am meisten dem Standpunkte der heutigen Wissenschaft anschliesst.

Wir geben sie mit geringen Abänderungen in Folgendem: I. **Phycomycetes.** Diese Abtheilung schliesst sich in mannigfachen Beziehungen an die Algen, besonders an die Vaucheriaceen, an. Sie zerfallen in 4 Familien:

1) Die **Chytridiei.** de Bary schliesst diese Familie von den Pilzen aus. Es sind kleine, theils auf Algen, theils im Gewebe vieler Dicotyledonen (Synchytrium) lebende Schmarotzer ohne Mycelium, die sich durch kleine Schwärm- oder Dauersporen fortpflanzen.

2) Die **Saprolegniei.** Sie werden ebenfalls von Vielen unter die Algen gerechnet. Die Vermehrung findet durch in Zoosporangien gebildete Schwärmsporen, sowie durch Oosporen statt, welche auf geschlechtlichem Wege durch Befruchtung von Antheridien und Oogonien entstanden sind. Sie leben auf in Wasser gefallenen Insecten.

3) Die **Peronosporei.** Diese bewohnen nur lebende Pflanzen, in deren Innerm sie ihr Mycel ausbreiten. Die Fortpflanzung findet durch Conidien statt, welche auf durch die Epidermis der Nährpflanze hindurchgebrochenen Hyphen entstehen, sowie durch Oosporen, welche im Parenchym des Wirthes gebildet werden und zur Ueberwinterung bestimmt sind.

4) Die **Mucorinei.** Diese ist eine sehr vielgestaltige Familie, reich an zierlichen Individuen. Sie leben hauptsächlich auf organischen Verwesungsproducten. Einige, wie Mucor Mucedo, gehören unter die häufigsten aller Pilze. Die Fortpflanzung geschieht durch Conidien, Sporangien und durch Zygosporen, wie bei Mucor stolonifer. Bei einigen ist ein Generationswechsel bekannt.

II. **Hypodermei.** Die Familien dieser Abtheilung leben im Gewebe ihrer Nährpflanzen, zum Zweck der Fruchtbildung durchbrechen sie die Epidermis und bilden zahlreiche Sporenhäufchen. Sie zerfallen in zwei Familien, nemlich:

1) Die **Ustiaginei,** die Russbrandpilze, bei diesen ist ein Generationswechsel nicht bekannt.

2) Die **Uredinei,** die Rostbrandpilze, mit oft drei- und vierfachem Generationswechsel. Die Pilze aus diesen zwei Familien verursachen häufig grosse epidemische Krankheiten an unseren Culturgewächsen.

III. **Basidiomycetes.** Bei diesen werden die Sporen

durch Abschnürung auf Basidien gebildet. Sie. werden eingetheilt in:

1) Die Tremellinei, Gallertpilze. Die Substanz dieser Pilze besteht aus sehr zähen, elastischen Hyphen; sie quellen mit Wasser stark gallertartig auf. Sie besitzen ein fleischiges Stroma und bei vielen werden die Sporen auf einem eigenen Hymenium gebildet. Die Repräsentanten dieser Familie finden sich häufig auf feuchten, faulenden Aesten.

2) Die Hymenomycetes. Hierher gehören unsre stattlichsten schönsten Pilze, die Hutpilze. Die Agaricusarten bilden den Typus dieser Abtheilung. Auf der Unterseite des Hutes verbreitet sich die Hymenialschicht, auf verschieden gestalteten Vorsprüngen. Bald sind es Lamellen, bald Röhren oder Zapfen. Die Sporen werden auf gewöhnlich vier Sterigmen, welche auf grossen Basidien stehen, abgeschnürt.

3) Die Gastromycetes, die Bauch- oder Kapselpilze. Sie bilden ihre Sporen im Innern von mehrschichtigen Fruchtkörpern, den Peridien, aus. Das Innere derselben enthält eine vielkammerige Gewebeschicht, Gleba genannt, an welcher sich die Hymenialflächen befinden. Der Bau anderer Bauchpilze ist noch viel complicirter, hier wird durch eigenthümliches Wachsthum der verschiedenen Gewebeschichten das Ausstreuen der Sporen bewerkstelligt.

IV. Ascomycetes. Hier entstehen die Sporen, gewöhnlich acht, durch freie Zellbildung im Innern von Schläuchen. Sie zerfallen in:

1) Die Protomycetes. Es ist diese die einfachste Familie unter den Schlauchpilzen, welche keinen besonderen Fruchtkörper besitzt. Das Mycel wuchert im Parenchym der Nährpflanze, oder es ist gar kein Mycel vorhanden, wie es z. B. beim Biergährungspilz, Saccharomyces cerevisiae, der Fall ist, welcher nach den Untersuchungen von de Bary und Rees hierher zu rechnen wäre.

2) Die Tuberacei. Es sind knollenförmige, ganz oder theilweise unter der Erde wachsende Pilze, bei welchen man keinen Generationswechsel kennt. Die Asci liegen im Innern des fleischigen Fruchtkörpers vertheilt, sie sind rund oder länglich. Die in verschiedener Anzahl darin enthaltenen Sporen haben meist ein stachliges Episporium.

3) Die Elaphomycei. Dieselben schliessen sich der vori-

gen Familie an, doch besitzen sie keine ihr Inneres in Kammern theilende Gleba, sondern der ganze Fruchtkörper ist von einem Fadengeflecht langgliedriger Hyphen durchzogen, überall durchsetzt mit der schlauchtragenden Schicht. Bei der Reife wird der Inhalt der Peridie in ein feines, trockenes Haargeflecht, Capillitium, verwandelt, welches mit den ein schwarzbraunes Pulver darstellenden Sporen vermischt ist.

4) Die Pyrenomycetes, Kernpilze. Eine grosse Familie, von welcher mehrere verschiedene Fruchtformen bekannt sind: Conidienträger, welche aus dem Mycel entspringen; Spermogonien, kuglige Behälter, welche auf der Innenwand massenhaft Spermatien abschnüren; dann Perithecien, die höchst entwickeltste Fruchtform, längliche Gehäuse, meist mit zierlichen Haaren bedeckt, in deren Innerem die Asci mit den Paraphysen gebildet werden. Die Pycniden, welche früher als eine 4. Fruchtform der Pyrenomyceten betrachtet wurden, werden durch Wucherungen eines anderen Pilzes, des Cicinnobolus, verursacht. Es können mehrere Fruchtformen zugleich auf demselben Mycel vorkommen, oder sie erscheinen nacheinander. Viele von den als Schimmel bekannten Pilzen gehören unter die Conidienformen von Pyrenomyceten.

5) Die Discomycetes, Scheibenpilze. Sie besitzen eben so zahlreiche Fruchtformen wie die Pyrenomyceten. Bei der Entwicklung des ascustragenden Fruchtlagers ist für einige eine geschlechtliche Befruchtung nachgewiesen. Die Sporenschläuche werden auf flachen, gewölbten oder concaven, kopf- oder keulenförmigen Scheiben nebst zahlreichen zwischen ihnen befindlichen Paraphysen entwickelt.

Die Schizomycetes.

Eine besondere Abtheilung, deren Stellung noch sehr unsicher ist, bilden die Schizomyceten, die Spaltpilze, wohin die Vibrionen und Bacterien, Zoogloea Cohn, Spirillum etc. gehören. Man weiss nicht recht, ob man sie den Algen oder den Pilzen anreihen soll. Es sind die verschiedensten Ansichten über ihre Entstehung und Organisation aufgestellt worden.

Diese Gebilde stehen an der Grenze des Thier- und Pflanzenreiches, sowie des mikroscopischen Sehens. Wegen ihrer Beweglichkeit sind sie oft für Thiere angesehen worden, doch werden sie in neuerer Zeit ziemlich allgemein unter die Pflanzen gezählt und von Vielen als Entwicklungsstufen von Pilzen angesehen. Andere trennen sie von diesen, weil die Pilze ganz verschiedene Fortpflanzungsarten haben, und zweitens, weil letztere in vegetativer Hinsicht sich durch ihr terminales Wachsthum auszeichnen, während die Schizomyceten auf allen Punkten ihre Gliederzahl gleichmässig vermehren. Die ihrem Verhalten zunächst stehenden Verwandten sind nicht die Pilze, sondern die Algenfamilie der Nostocaceen, welche in vielen Form- und Entwicklungserscheinungen mit ihnen übereinstimmen z. B. in Zelltheilung, Anordnung der Zellen, Vereinigung zu Gallertstöcken, ferner in Beweglichkeit und Bewegungslosigkeit.

Die Schizomyceten, welche wegen ihrer leichten Zerbrechlichkeit diesen Namen führen, bestehen aus farblosen Zellen von rundlicher oder cylindrischer Gestalt; sie vermehren sich durch fortwährende Zweitheilung, und die Zellchen sind entweder frei oder zu Reihen oder kleinen Körpern, Gallertstöcken, vereinigt. Hallier theilt sie in ruhende und bewegliche. Zu letzteren rechnet er die Vibrionen und diese trennt er ganz von den Pilzen und theilt sie der Algengruppe der Oscillariceen zu.

2*

Die Vibrionen und Bacterien sind ausserordentlich verbreitet. Sie finden sich in der Luft, im Wasser, im Käse, in längere Zeit stehendem Urin, überhaupt in allen faulenden Flüssigkeiten, ebenso im Mundschleim. Jede, organische Bestandtheile enthaltende Flüssigkeit, frei der Luft ausgesetzt, bekommt nach wenigen Tagen ein trübes Ansehen, zahlreiche weissliche Flocken schwimmen darin umher oder setzen sich am Boden fest; sie entstehen durch solche äusserst rasch sich vermehrende Organismen. Dabei zersetzen sich die Flüssigkeiten immer mehr unter reichlicher Entwicklung von übelriechenden Gasen.

Die Schizomyceten, deren unendliche Kleinheit die Untersuchung ihres Lebens und Wachsthums so sehr erschwert, kommen von allen mikroscopischen Gebilden am häufigsten in den Verdacht, die Ursache und die Verbreiter von ansteckenden Krankheiten zu sein. Wir werden sehen, welche Ansichten man über ihre Wirkungsweise, ihre Zusammengehörigkeit mit Pilzen oder ihre Selbstständigkeit aufgestellt hat.

Hefe und Gährung.

Einer der einfachsten Pilze, der sich besonders dadurch auszeichnet, dass hier das sonst so typische Mycelium fehlt, ist
die Hefe. Sie war schon längst ein Zankapfel der Gelehrten
und ist dies auch noch bis heute geblieben. Kein Wunder, wenn
man die Kleinheit des Objects, die Schwierigkeit der controll-
lirenden Versuche bedenkt. Die verschiedensten Ansichten
machten sich geltend über die Selbstständigkeit der Hefe oder
deren Zusammengehörigkeit mit andern Pilzen.

Die Hefe, sowie die Bacterien und Vibrionen, waren auch
immer den Verfechtern der generatio spontanea die willkom-
mensten Objecte. Pasteur war es, dem es gelang, die Meinungen
über diese Anschauung umzugestalten. Er zeigte, dass in
gährungsfähigen, aber stark gekochten Flüssigkeiten, welche noch
kochend luftdicht verschlossen wurden, keine Gährung eintritt,
sofort aber, wenn Hefe zugesetzt oder der Luft freier Zutritt
gestattet wird. Wird aber Luft durch Baumwolle oder durch
ein gebogenes Glasrohr zugeführt, dieselbe dadurch von den in
ihr enthaltenen Sporen etc. gereinigt, so tritt ebenfalls keine
Gährung ein. Hefe ist also unbedingt nothwendig zur Gährung,
sie bildet sich aber nicht aus der Flüssigkeit, sondern muss
zur Einleitung der Fermentation zugesetzt oder aus den in der
Luft befindlichen Organismen erzeugt werden. Nägeli wandte
zwar ein, dass die Flüssigkeiten durch Kochen unfähig gemacht
würden zu Zersetzungen, doch haben van der Brök und Pasteur
frischen Harn und frisches Blut ohne Erhitzen frei von Organismen erhalten. Damit hat aber die Lehre von der freien Erzeu-
gung organisirter Gebilde in Flüssigkeiten, ihre Beweiskraft verloren. Freilich müsste schliesslich für das erste Entstehen der Organismen eine generatio spontanea angenommen werden, doch ist

diese Ansicht für unsere Untersuchungen zu einer Hypothese von geringerer Bedeutung geworden.

In neuester Zeit hat der englische Professor Bastian zahlreiche Versuche mit verschiedenen gährungsfähigen Flüssigkeiten angestellt, welche er in starken Glasgefässen unter erhöhter Temperatur und Druck lange kochte, worauf er letztere in conc. Schwefelsäure legte. Andere solche Gefässe versah er mit oft gebogenen Glasröhren, um den Zutritt der Luft zu vermitteln. In allen diesen Fällen, die mit Beobachtung jeder Cautelen angestellt wurden, will Bastian nach kurzer Zeit durch Generatio spontanea entstandene Organismen beobachtet haben, Bacterien, Vibrionen, Leptothrix, Hefe etc.

Bastian's Versuche werden von Anderen bestritten aus folgenden Gründen. Die Glaswände werden von den überhitzten Flüssigkeiten angegriffen; es lösen sich kleine Glassplitterchen los, welche leicht unter dem Mikroscop für niedere Organismen gehalten werden können. Auch ist es möglich, dass in den Gefässen Risse entstehen, durch welche die so kleinen Bacterien, Vibrionen etc. von aussen hinein gelangen können.

Unter Hefe nun versteht man gewöhnlich die Hefe der geistigen Gährung, Cryptococcus oder Saccharomyces cerevisiae. Betrachtet man dieselbe unter dem Mikroscop, so findet man, dass es kleine rundliche oder ovale Zellen sind, welche sich durch Sprossung vermehren, d. h. an einer oder an mehreren Stellen stülpt sich die Membran aus, es bildet sich ein kleines knopfförmiges Körperchen, welches sich rasch vergrössert, indem ein Theil des protoplasmatischen Inhalts der Mutterzelle in die neue Tochterzelle überfliesst und sie ernährt. Später gliedert sich diese neu entstandene Hefenzelle von ihrer Mutterzelle durch eine Membran ab und zwar bleiben die einzelnen Zellen entweder mit einander lose verbunden und bilden rosenkranzartig verästelte Sprossverbände, dies findet bei obergähriger Hefe statt; oder sie trennen sich, höchstens je zwei bleiben verbunden, letzteres ist die Hefe der Untergährung. Der Inhalt von lebhaft vegetirenden Hefezellen ist körnig plasmatischer Natur, mit Oeltröpfchen und oft mit grossen Vacuolen vermischt.

Diese Hefe ruft durch ihren Lebensprocess eine Zersetzung des Zuckers in Alkohol und Kohlensäure hervor. Letztere beiden Producte sind übrigens nur die Hauptbestandtheile, welche bei der geistigen Gährung entwickelt werden; es entstehen ausserdem noch so zahlreiche secundäre Körper dabei, dass jede chemische Formel, welche diesen complicirten Vorgang ausdrücken wollte, zu einfach wäre.

Ausser der geistigen unterscheidet man noch die saure und die ammoniakalische Gährung und auch bei diesen hat man verschiedene Hefeformen und Pilze thätig gefunden. Ebenso spielen die Bacterien und Vibrionen bei diesen Gährungen eine grosse Rolle.

Dagegen glaubt Liebig, dass die Zersetzungsprocesse nicht sowohl durch niedere Pilzformen, als durch chemische Einflüsse hervorgerufen werden. Doch giebt derselbe zu, dass jene insofern dabei thätig sind, als sie den Sauerstoff der Luft auf die verwesende Substanz übertragen helfen.

Gährung nennt man überhaupt die eigenthümlichen Spaltungsprocesse, welche die organischen Körper erfahren, wenn sie mit einem Ferment in Berührung kommen. Fermente heissen aber alle Körper, welche unmittelbare Ursache von Zersetzungen sind; doch sind fernere Bedingungen der Gährung eine geeignete Temperatur, Wasser und meist der Zutritt der atmosphärischen Luft. Die Fermente können übrigens nicht allein pflanzliche sein, sondern auch chemisch wirkende. So werden z. B. alle Glucoside nicht allein durch die Einwirkung von Fermenten, sondern auch durch Säuren und Alkalien meist unter Aufnahme von Wasser in Traubenzucker und in einen theils harzartigen, theils krystallisirbaren Stoff gespalten. Auch kann bei der Keimung des Getreides die Spaltung des Amylums in Traubenzucker und Dextrin nicht durch ein pflanzliches Ferment stattfinden.

Solche Ueberlegungen veranlassten Liebig, als die Ursache der Zersetzung, die Gegenwart eines Körpers anzunehmen, welcher sich in fortwährender Aenderung seiner molecularen Bestandtheile befindet und diese Veränderlichkeit auch auf die gährungsfähige organische Substanz überträgt, wodurch z. B. das Zerfallen des Zuckers in Alkohol und Kohlensäure herbeigeführt wird. Liebig nennt solche Körper Contactsubstanzen. Er bestreitet die Ansicht Pasteurs, welcher sagt, dass Gährung begründet sei auf dem Leben und der Entwicklung der Hefe, dass diese durch ihre Lebensacte das Zerfallen des Zuckers bewirke.

Pasteur betrachtet also die Gährung als einen hauptsächlich physiologischen Process, Liebig dagegen nimmt an, dass neben dem physiologischen Vorgang bei dem Wachsthum der Hefen

die Hauptwirkung der Zersetzungen einem in chemischer Umän-
derung begriffenen Bestandtheil der Hefezellen zuzuschreiben sei.

Nach seiner Ansicht ist im Innern der Hefe ein schwefel-
und stickstoffhaltiger Körper in Verbindung mit einem Kohlehydrat vorhanden, welcher in fortwährender molecularer Bewegung begriffen ist. Sein Kohlehydrat zerfällt in Alkohol
und Kohlensäure, worauf etwas des schwefel- und stickstoffhaltigen Körpers in der Flüssigkeit löslich wird und dieser die
Bewegung mittheilt, so dass eben durch diesen Anstoss dann
die Gährung hervorgerufen wird. Setzt man zu einer Mischung
von Hefe und Wasser Rohrzucker, so dringt letzterer in die
Zelle ein, er verhält sich wie deren Kohlehydrat d. h. er leitet
die Gährung des Zuckers ein und zerfällt durch die Einwirkung jenes schwefel- und stickstoffhaltigen Körpers in Alkohol
und Kohlensäure.

Uebrigens ist, wie bereits oben bemerkt wurde, bei der
geistigen Gährung die Zersetzung niemals so einfach, es wird
immer etwas Glycerin und Bernsteinsäure gebildet.

In reinem Zuckerwasser bringt nun nach Liebigs Versuchen die Hefe zwar Gährung hervor, aber auf Kosten ihres
schwefel- und stickstoffhaltigen Inhalts, der zur Ernährung der
wenigen neu sich bildenden Zellen verwendet wird; gebraucht
man dieselbe Hefe öfters zu dem nemlichen Versuch, so verliert
sie bald ihre Wirkung! Die Hefezellen vermehren sich zwar
dabei, aber nur die Cellulosemembran, während der relative
Stickstoffgehalt des Zellinhaltes fortwährend abnimmt.

Liebig bestreitet den Versuch Pasteurs, dass in einer
Nährlösung, bestehend aus weinsteinsaurem Ammoniak, Zucker
und Hefenasche die Hefe sich vermehre, besonders auch, weil
kein Schwefel vorhanden ist. Letzteres Element findet man
aber stets in den Hefezellen und ohne ihn könnten sich die
Albuminate derselben nicht bilden.

Die Essigbildung hält Liebig ebensowenig hervorgerufen
durch einen physiologischen Process, d. h. durch die Entwicklung eines Pilzes, Mycoderma aceti, sondern ebenfalls für einen
chemischen Vorgang, für einen reinen Oxydationsprocess. Er stützt
sich dabei auf die Thatsache, dass in Schnellessigfabriken die
Spähne und Kohlen, durch welche der Alkohol zum Zwecke der
Oxydation läuft, meist frei von Mycoderma aceti sind. So verwandelt Platinmohr den Alkohol bekanntlich ebenfalls in Essigsäure.

Auch Hoppe-Seyler hat in neuester Zeit zahlreiche Versuche angestellt, welche ihn zu dem Resultat führten, ebenfalls den Standpunkt Liebig's gegen Pasteur einzunehmen. Er fand, dass Gährungen möglich sind ohne Organismen, blos durch ein chemisch wirkendes Ferment unter Vermittlung von höherer Temperatur. Nach ihm können bestimmte Organismen mit einem bestimmten Leben nicht bestehen ohne bestimmte Gährungen.

Es differiren also die Ansichten über die Wirkung der Hefe, ob sie auf hauptsächlich physiologischem oder auf chemischem, durch eine Contactsubstanz bedingtem Wege stattfinde.

Wird Hefe in eine gährungsfähige Flüssigkeit gebracht, so vermehrt sie sich ausserordentlich. Pasteur sagt, dass sie dabei ihre Nahrung aus der Flüssigkeit zieht, wodurch sie eben die Gährung veranlasst, ihren Sauerstoff nimmt sie bei ungehindertem Luftzutritt aus dieser, bei mangelhaftem aus dem Substrat selbst. Steht die gegohrene Flüssigkeit noch ferner an freier Luft, so wird Sauerstoff aufgenommen, der Process schreitet noch weiter fort, der Alkohol zerfällt in Aldehyd und Essigsäure, so dass also saure Gährung eintritt, begleitet von zahlreichen Schimmelformen.

Es giebt nun noch zwei Zersetzungsvorgänge, welche in stickstoffhaltigen organischen Körpern stattfinden, die Verwesung und die Fäulniss. Beide Processe sind ausserordentlich verbreitet, sie bilden die Vermittler des Kreislaufs in der Natur, indem sie die complicirten organischen Verbindungen in immer einfachere verwandeln und der Athmosphäre zurückgeben. Verwesung findet bei ungehemmtem, Fäulniss bei mangelhaftem Luftzutritt statt. Die letztere liefert niedrige Zersetzungsproducte unter Entwicklung von Ammoniak, während die Verwesung stets von hochoxydirten Körpern begleitet ist. Die durch gehinderten Luftzutritt eingeleitete Fäulniss kann durch gehörige Zuleitung von Sauerstoff in den Process der Verwesung sich umwandeln. Bei jeder Fäulniss treten die als Vibrionen und Bacterien bezeichneten Körper massenhaft auf; sie sind die steten Begleiter der Fäulniss.

Morphologische Abstammung der Hefe.

Noch mehr als über die chemische Wirkungsweise der Hefe, sind die Ansichten über deren morphologische Abstammung verschieden. Während die Einen sie als besondere, durch die Nährverhältnisse hervorgebrachte Entwicklungsmorphe gewöhnlicher Schimmelformen ansehen, sind Andere zu dem Ergebniss gekommen, dass sie eine selbstständige, mit keinem andern Pilz zusammenhängende Species bilde.

Bail hat eine Abhandlung geliefert, worin er erklärt, dass zu einem selbstständigen Pilz die Anwesenheit eines Mycelium erforderlich sei, welches bei der Hefe nicht vorhanden ist. Er glaubt daher, dass die Hefe nur eine durch veränderte Nahrungs- und Lebensbedingungen herbeigeführte Abänderung von höheren Pilzen sein müsse. Seine Untersuchungen ergaben, dass die Hefe in schwächerer Würze ihre länglichrunde Gestalt in die von gewöhnlichen langgestreckten Pilzfäden umwandle, doch gelang es ihm nicht, die Hefe wirklich in einen höheren Pilz überzuführen. Bail glaubt, dass jede Hefezelle der cylindrischen Zelle eines Mycelfadens entspricht und dass die Hefezellen also als sterile Pilzfäden anzusehen sind. Er fand, dass die Hefe in die gährungsfähigen Flüssigkeiten zuerst durch die Sporen gelangt, welche sich in der atmosphärischen Luft befinden. Aus Penicillium Sporen erzog Bail in ausgekochter Würze Hefe, welche der gewöhnlichen vollkommen glich und stürmische Gährung veranlasste. Er glaubt also, dass die Hefe aus den Sporen der unter dem Namen Schimmel allverbreiteten Pilze entsteht. Auch kommt Bail zu dem Schlusse, dass die Zersetzung der Flüssigkeit erst durch die Vegetation der Hefe bewirkt wird. Je rascher sich diese vermehrt, desto schneller verläuft die Gährung. Er glaubt, dass verschiedene Hefearten verschiedene

Gährungen hervorrufen. Dass es so schwer ist, nachzuweisen, von welchem Pilz die Hefe abstammt, rühre davon her, dass die Hefe aus der erblich gewordenen sprossenden Form nur schwer im Stande ist, zur normalen Pilzentwicklung zurückzukehren.

Bei der Aussaat von Mucor Sporen in Flüssigkeiten entdeckte Bail in den sich entwickelnden Hyphen die Bildung von vegetativen Sprosszellen, welche er Gonidien oder Brutzellen nannte. Sie treten interstitiell an untergetauchten Mycelfäden auf und sprossen in Würze ganz nach Art der gewöhnlichen Hefezellen. Durch die verschiedensten Uebergänge ist diese Hefe, Kugelhefe genannt, mit dem ausgesäeten Mucor verbunden. Sie ist sehr grosszellig und es tritt durch sie in gährungsfähigen Flüssigkeiten ohne Zusatz von gewöhnlicher Bierhefe geistige Gährung ein, welche ruhig verläuft und wobei die Flüssigkeit stets klar bleibt.

Bonorden hat ebenfalls gezeigt, dass die Sporen der verschiedenen Mucor Arten in gekochter Bierwürze oder in versüsstem Wein in wenigen Tagen Gährung und damit die Bildung von Hefe hervorrufen. Derselbe fand, dass die Zellen dieser Hefe, wenn sie frei an der Luft auf mit Wein benetzten gekochten Kartoffeln aufgetragen werden, sich verlängern, Scheidewände bilden, sich verästeln und dass dann aufrechte Hyphen entstehen, welche wieder fruchtbare Mucorsporangien hervorbringen.

Bonorden glaubt, dass die Hefe in verschiedenen Gegenden aus verschiedenen Pilzen entstehe und dass eben ihre Art bedingt sei durch die in einer Gegend vorkommenden Gährungs-Pilze.

Die gewöhnliche Hefe ist übrigens fast niemals rein, sondern immer mehr oder weniger mit den Sporen verschiedener häufiger Pilze verunreinigt.

Auch Hallier zeigte, dass die im gewöhnlichen Leben als Schimmel bezeichneten Pilze, Aspergillus, Botrytis, Mucor, besonders aber Penicillium als Hefe bei der Bier-, Wein- und Branntweinbereitung auftreten. Nach Hallier können überhaupt zahlreiche Pilze die Gestalt von Hefezellen annehmen, wie wir weiter unten sehen werden.

Hoffmann hat ebenfalls aus sehr verschiedenen Schimmelformen wie Penicillium, Botrytis, Mucor etc. Hefe gezüchtet.

Ebenso erzog er andererseits aus Weinhefe Mucor und Penicillium. Er betrachtet die Sprossung der Hefe als eine besondere Art von Conidienabschnürung; sie tritt ebenso bei Mucor am Mycelium auf, wo sie dann die von Bail gefundenen Brutzellen darstellt. Die Conidienketten von Penicillium sieht Hoffmann für eine Luftform von Hefeconidien an.

Eine eigenthümliche Ansicht vertritt Karsten, welche mit seiner Zelltheorie innig zusammenhängt. Nach ihm entstehen die Hefezellen dadurch, dass einzelne Mycelfäden oder Conidien von Pilzen in abnorme Lebensverhältnisse gerathen. In diesem Fall erkrankt die Mutterzelle, ihre Membran wird allmählig verflüssigt, während die endogenen Zellchen sich den neuen Bedingungen anbequemen können und zu hefeartigen Organismen heranwachsen. Doch vermögen nicht blos aus Pilzzellen, sondern überhaupt aus allen thierischen und pflanzlichen Zellen die von Karsten Secretionszellchen genannten Körperchen sich als kleine Mikrogonidien weiter zu entwickeln, wenn deren Mutterzellen in krankhafte Zustände kommen.

Penicillium Conidien entwickeln auf der Oberfläche einer gährungsfähigen Flüssigkeit stets wieder Penicillium, werden aber die Sporen untergetaucht, so entsteht nur Hefe, die sich nicht mehr zu Penicillium ausbildet. Niemals konnte Karsten die Hefe zur Entwicklung der Pilze bringen, von welchen sie abstammt. Er glaubt daher, dass es ganz besonderer Umstände bedürfe, um aus der Hefe den betreffenden Pilz wieder heranzuziehen. Es gelang ihm, durch Aenderung der chemischen Beschaffenheit des Nährsubstrats eine Hefeform in die andere überzuführen, wodurch er die Behauptung beseitigt glaubt, dass jede Hefe eine selbstständige Pflanzenspecies sei. Karsten nimmt also an, dass die Hefezellen sich nicht mehr zur Form ihrer Mutterzelle emporschwingen, vielmehr bleiben sie als Hefeorganismen thätig, höchstens die Form von niedern Schimmelpilzen annehmend. Die Hefezellen; die sich aus ihnen entwickelnden niedern Schimmel; ferner die Bacterien und Vibrionen bringt Karsten in eine gemeinsame besondere Gruppe, welche er Schizomyceten nennt. Diese sind also verschieden von der oben unter jenem Namen betrachteten Familie.

Während nun so viele Forscher die Hefe als veränderte Formen von gewöhnlichen Schimmelpilzen beschreiben, haben in neuester Zeit de Bary und Rees gefunden, dass sie ein selbst-

ständiger Pilz ist, welcher sich durch einen einfachen Entwicklungsgang auszeichnet und auch gut im System der Pilze untergebracht werden kann.

Rees bringt die Pilze der geistigen Gährung in eine Gattung, welche er Saccharomyces nennt. Von dieser Gattung sind
es verschiedene durch ihre Gestalt ausgezeichnete Arten, welche
bei den Gährungen auftreten. Den Alkoholfermentpilz der
Bier- und Branntweinhefe heisst Rees Saccharomyces cerevisiae.
Der Pilz der Ober- und Untergährung ist nicht verschieden,
ersterer zeichnet sich blos dadurch aus, dass die Sprosszellen
vereinigt bleiben, während bei Untergährung die einzelnen Zellen
getrennt sind. Es gelingt aber ziemlich schwer, die Varietät
der Ober- und Untergährung in einander überzuführen. Dass
dies so schwierig ist, rührt nach Rees davon her, weil die Bierhefe seit unendlich langer Zeit cultivirt wird und sich so an
ihre specifische Form allmählich gewöhnt hat. Bei der Weinhefe fand Rees wieder andere Arten von Saccharomyces, welche
aber nicht die Varietäten der Oberhefe und Unterhefe zeigen,
was davon herrührt, dass sie nie cultivirt wurden. Die Saccharomyces Arten der Weinhefe kommen, wie Rees fand, weder
durch generatio spontanea, noch durch die Luft, sondern dadurch in den Most, weil sie sich bereits auf den Weinbeeren
angesiedelt haben. Als Kahmpilz auf vergohrenem Wein und
Bier fand Rees eine durch cylindrische Gestalt hervorragende
Art von Saccharomyces, Sacch.-Mycoderma.

Was nun die Entwicklungsgeschichte des Saccharomyces
betrifft, so glaubt Rees, sie bei einigen Arten, besonders Sacch.
cerevisiae zweifellos festgestellt zu haben. Nie sah er die Hefe
in ein Mycel, noch weniger in einen Schimmelpilz auswachsen.
Nach ihm ist vielmehr die Sprossung die einzige vegetative
Formentwicklung des Saccharomyces während der Gährung.
Bringt man aber Hefe, nachdem man sie vorher ausgewaschen
hat, und so die Würze entfernt ist, in dünner Schicht auf die
Oberfläche eines saftigen feuchten Substrates, z. B. Kartoffel-
oder Mohrrübenscheiben, so sprossen zwar die einzelnen Hefezellen in den ersten Tagen lebhaft weiter, bald aber hört dies
auf; viele Zellen, die alten, sterben ab, andere aber bilden
Sporen durch freie Zellbildung in ihrem Innern. Die Vacuolen
solcher Hefezellen verschwinden, das Plasma wird feinkörnig,
es sammelt sich um mehrere Centra und bildet kuglige Ballen,

die sich am 6. oder 7. Tag mit einer Membran umgeben haben, welche doppelten Contour zeigt. Es werden 2, 3 oder 4 Sporen in einer Zelle gebildet. Die Wand der Mutterzellen wird allmählich verflüssigt und die Sporen werden frei. Sie fangen, in Würze gebracht, wieder an zu sprossen. Dies ist nach Rees der ganze Entwicklungsgang der Hefezellen. Ein Mycel fehlt diesen also vollständig.

Ihre Einreihung im System würde unter die Ascomyceten sein; sie sind nackte Schlauchpilze und ihre nächsten Verwandten sind die als Exoascus und Taphrina bekannten Formen. Exoascus Pruni verursacht bekanntlich die Bildung der sogenannten Taschen auf Pflaumenbäumen. Einen geschlechtlichen Act konnte Rees vor der Bildung der Sporen nicht wahrnehmen.

Rees fand ebenfalls, dass die Hyphen und Sporen von Mucor Arten geistige Gährung hervorrufen und Hefe entwickeln. Doch ist die Mucorhefe, die sogenannte Kugelhefe, sofort durch ihre viel bedeutendere Grösse von derjenigen des Saccharomyces cerevisiae zu unterscheiden.

Mit obigen Resultaten glaubt nun Rees die Frage über den Hefepilz abgeschlossen. Er nimmt an, dass man die Sporenbildung an weggeworfener, vor Schimmelbildung geschützter Hefe jedenfalls finden werde, was ihm aber nicht gelungen ist. Die übrigen Forscher dagegen halten nach wie vor ihre Ansicht aufrecht und diejenige von Rees für unrichtig.

Jedenfalls ist es auffallend, dass aus Mucor, einem gewöhnlichen Schimmelpilz, sich ebenso wirkende Hefe wie diejenige des Sacch. cerevisiae entwickeln kann. Und diese Thatsache ist allgemein festgestellt. Es lässt sich leicht denken, dass noch andere Pilze geistige Gährung zu erregen im Stande wären. Auch sind von mir, wie von anderer Seite Versuche gemacht worden, nach der Methode von Rees Sporen aus dem Hefepilz zu erziehen, aber mit negativem Erfolge. Möglich, dass diese Sporen nur in einer bestimmten Jahreszeit sich entwickeln. Immerhin muss man sagen, dass die Hefefrage ihre definitive Lösung noch nicht gefunden hat, so lange die Ansichten der bedeutendsten Gelehrten noch so weit auseinandergehen.

Ueber Pilze, welche bei Insecten Krankheiten verursachen.

Sahen wir nun, wie mächtig verändernd die Hefezellen auf ihr Substrat einwirken und beziehen wir dies auf die Pilze im Allgemeinen, so wird uns klar, welche Zerstörungen dieselben anrichten müssen, wenn sie andere Organismen befallen. Die Verbreitung der Pilze in der Natur ist eine ungeheure; fast allenthalben, wo organisches Wesen vorhanden ist, sieht man sie auftreten. So giebt es z. B. wenige höhere Gewächse, welche nicht einen oder mehrere dieser Parasiten beherbergen. Nun beschränken die Pilze ihre verheerenden Wirkungen nicht blos auf die Pflanzen, sondern sie siedeln sich auch auf Thieren an und sind im Stande, auch bei diesen eigenthümliche, epidemische Krankheitserscheinungen, ja deren Tod herbeizuführen.

Die Parasiten pflanzlicher Natur, welche den Menschen befallen, sind nach den bis jetzt vorliegenden Untersuchungen wohl alle den Pilzen zuzurechnen, Salisbury will beobachtet haben, dass Sporen von Arten aus der Algenfamilie der Palmellaceen das Malariafieber hervorrufen, doch bestreiten dies Andere, welche bei Infection mit Palmellasporen kein Malariafieber entstehen sahen.

Besonders bei den Insecten sind Pilzkrankheiten häufig beobachtet und beschrieben worden, ohne dass man sich dabei Rechenschaft darüber zu geben wusste, auf welche Weise es geschehe, dass der Pilz in das Innere des Thieres gelangt, so dass man auch im Zweifel war, ob das Auftreten des Pilzes die Ursache oder die Folge der Krankheit sei.

Vittadini und de Bary gebührt das Verdienst, zuerst lückenlos die vollständige Entwicklungsgeschichte von Pilzen im Körper von Raupen festgestellt zu haben. Sie beobachteten die Keimung von Sporen auf der Haut der Thiere, sahen das Eindringen der Keimschläuche, die Weiterentwicklung derselben im Innern und endlich die Bildung des neuen fruchtenden Pilzes. Sie bewiesen, dass nur wenige Sporen auf die Haut der Raupen etc. zu gelangen und in das Innere der Thiere einzudringen brauchen, um sich darin massenhaft zu vermehren und dann durch Zerstörung und Aufnahme des Fettes und des Blutes den Tod herbeizuführen. de Bary fand auch, dass die einzelnen, die Krankheit verursachenden Pilze nicht an eine bestimmte Insectenspecies gebunden sind, sondern dass es gelingt, bei Berührung mit den Sporen ein und desselben Pilzes z. B. verschiedene Raupen zu inficiren.

Es sind vier verschiedene Pilzformen, welche de Bary bei der Untersuchung von Raupenepidemieen aufgefunden hat, nemlich Botrytis Bassiana; Cordyceps militaris; Isaria farinosa und Isaria strigosa.

Die Botrytis Bassiana, der Pilz, welcher auch die Muscardine bei den Seidenraupen veranlasst, kommt wieder in drei, übrigens in einander übergehenden Formen vor, indem er je nach der Species des Nährthieres entweder einen kurzfilzigen Ueberzug bildet, der schliesslich mit Conidien bestäubt ist; oder er bildet dichte, sich senkrecht erhebende, wolkenähnlich über den Boden ausgebreitete Hyphenmassen in Gestalt von Polstern; oder endlich findet er sich als in der aus dicht vereinigten Hyphen gebildeten Isarienartigen Form, welche aus Keulen besteht, die gegen ein Cm. hoch werden mit festem orangerothem Stiel, aus dessen eiförmigem Ende ein weissfilziges, conidientragendes Hyphenbüschel nach allen Seiten hin ausstrahlt. Letztere Form sah de Bary nur auf Gastropacha Rubi-Raupen, die andern auf Bombyx Mori, Sphinx Euphorbiae, Tenebrio molitor.

Die zu Botrytis Bassiana gehörigen Perithecienträger sind noch nicht aufgefunden worden, doch vermuthet de Bary, dass es vielleicht die auf todten Maikäfern gefundene Melanospora parasitica sei, welche aber Bail als höhere Fruchtform zu Isaria farinosa gezogen hat. Die Conidien der Botrytis Bassiana werden auf septirten, farblosen Hyphen in dichten runden Knäueln durch succedane köpfchenweise Abschnürung gebildet. Diese Conidien sind kugelrund, sie keimen in Wasser, Zuckerlösung oder Gelatine leicht, der Keimschlauch verästelt sich, die Enden spitzen sich pfriemenartig zu und schnüren eine oder mehrere Conidien ab, die aber nicht mehr rund, sondern von länglich cylindrischer Gestalt sind; de Bary heisst sie Cylinderconidien. Sie bilden sich in den untergetauchten und den in die Luft ragenden Hyphen, doch werden sie bei letzteren bald zur Seite geschoben und es bildet sich dann wieder ein Köpfchen runder Conidien.

Die Cordyceps militaris, welche auf Schmetterlingspuppen vorkommt, bildet stattliche, orangefarbene, keulenförmige Perithecienträger. Die in den Ascis enthaltenen stabförmigen Sporen trennen sich noch vor der Ejaculation in eine Masse von Theilsporen, welche als ein glitzernder Regen aus dem Ascus entleert werden. In Wasser gesät, fallen sie auseinander und keimen, wobei oft mehrere mit einander verschmelzen. Die Keimschläuche treten an die Luft und bilden abstehende, selten vereinzelte, sondern meist in 2—4 zählige Wirtel gestellte Zweige, auf deren pfriemenförmigem Ende sich nach Art von Penicillium eine Conidienreihe bildet, an welcher aber die zuerst gebildete Conidie eine länglich cylindrische Gestalt besitzt, während die übrigen rund sind. Diese Conidienform der Cord. militaris fand de Bary nur als Flaum auf dem Raupenkörper.

Die Isaria farinosa fanden de Bary, Bail und Hartig auf den Raupen, welche die norddeutschen Kiefernwälder verheerten. Tulasne zieht diesen Pilz mit in den Entwicklungskreis von Cord. militaris; de Bary hat jedoch dagegen einige Bedenken, indem er fand, dass die mit Tulasne's Beschreibung übereinstimmende, von ihm gefundene Isaria farinosa zwar ebenfalls Conidien bildet, welche in Grösse, Gestalt und Abschnürung denen der Cordyceps mil. gleichen, aber diese Conidien sind alle rund, auch die oberste und es finden sich keine Wirtel, vielmehr sind die conidienabschnürenden Zweige nur vereinzelt, selten paarweise opponirt. Diese Isaria farinosa·bildet, wie oben Botrytis Bassiana drei in einander übergehende Formen, sie erscheint nemlich auf den Raupen als weisser Schimmel; als blass orangefarbene Knäulchen; oder als schon lebhaft orangerothe Keulen, welche an der Spitze auf garbenartigen verzweigten Fäden die Sporen tragen. Auf den forstverheerenden Raupen fand übrigens de Bary auch Botrytis Bassiana, welche Bail nicht finden konnte.

Die auf Insectenkörpern gefundene Isaria strigosa besitzt dieselbe Verzweigung wie Isaria farinosa, ihre Conidien werden ebenfalls succedan reihenweise abgeschnürt, doch besitzen sie alle länglich cylindrische Gestalt und sind alle gleichartig.

Was nun die Einwanderung der beschriebenen Pilze in den Thierkörper betrifft, so findet sie bei allen angeführten in ziemlich analoger Weise statt. de Bary wählte zu seinen Versuchen die Wolfsmilchraupe, welche wegen ihrer auf dem Körper befindlichen gelben Flecken das Keimen der Pilze, das Eindringen der Keimschläuche durch die Haut hindurch sehr gut beobachten lässt. Diese gelben Flecken sind nemlich sehr durchsichtig, glashell und lassen jeden fremden Körper mit Sicherheit erkennen. Wurden die Conidien von Botrytis Bassiana auf die Haut der Wolfsmilchraupe gesät, so hafteten sie fest und begannen erst nach einigen Tagen zu keimen. An den durchsichtigen Keimstellen dringen die Keimschläuche nach kurzem, horizontalem Verlauf ein; der noch aussen befindliche Theil stirbt ab und der Keimschlauch · wächst erst senkrecht nach innen, dann verzweigt er sich strahlig von der Eintrittstelle aus und die protoplasmaerfüllten Aeste treten unter die Haut in den Körper des Thieres. Die eindringenden Keimschläuche begleitet eine immer intensiver werdende Braunfärbung der Haut. Die durch die Haut gedrungenen Hyphen schnüren nun auf dieselbe Weise, wie auf dem Objectträger, Cylinderconidien ab, welche de Bary auch in der Haut selbst noch entstehen sah.

So lange die conidienbildenden Hyphen noch nicht in das Blut des Thieres gelangt sind, bemerkt man in den aus Stichen herausdringenden Blutstropfen noch keine Pilzelemente; sowie aber die, von ihrer Eintrittstelle sich übrigens nie weit ausbreitenden Hyphen ins Blut gelangen, enthält dasselbe im Anfang wenige, dann immer zahlreichere Cylinderconidien, welche die anfangs klare Flüssigkeit immer mehr trüben. Die von den Hyphen abgeschnürten Cylinderconidien werden in dem strömenden Blute überall vertheilt und sie erzeugen durch Abschnürung wiederholt neue Generationen. Dabei wird das Thier immer matter und bewegungslos. Schliesslich, bei nahendem Tode, hört die Vermehrung der Cylinderconidien ganz auf, dieselben wachsen nun zu langen verästelten Schläuchen aus und bilden ein Mycelium, welches die ganze Masse des Thieres bis auf Darm und Tracheen anfüllt und dasselbe stark ausdehnt. Das Blut und die Fettmasse werden während der Entwicklung des Pilzes vollständig desorganisirt; sie dienen demselben zur Nahrung.

Schliesslich durchbrechen die Hyphen den Körper und es bilden sich an der Oberfläche die oben beschriebenen Fruchtträger. Die Theilsporen der Cordyceps militaris dringen in derselben Weise in den Körper der Raupen und bilden Cylinderconidien.

Die Isaria farinosa dagegen, welche de Bary und Bail auf den forstverheerenden Raupen gefunden haben, dringt, wie de Bary zeigte, beim Kiefernspinner nicht durch die Haut, sondern durch die Stigmen in die Tracheen ein; die Hyphen durchwuchern dann von den Tracheen aus die Gewebe der Raupenkörper und schnüren wie bei obigen Pilzen Cylinderconidien ab. Diese Stellen sind als schwarze Punkte an den Tracheenstämmen mit blossem Auge zu erkennen.

Werden die Pilzsporen dem Futter der Raupen aufgestreut und sie ihnen so zu fressen gegeben, so zeigt sich, dass die Sporen im Darm niemals keimen.

Mit der geschilderten Entdeckung de Bary's über das Eindringen der keimenden Sporen in das Innere der Raupe und der Bildung von Cylinderconidien, sowie der daraus entstehenden Fruchtträger ist also der vollständige Entwicklungsgang dieser parasitischen Pilze nachgewiesen.

Bei einem andern Pilze, welcher ebenfalls eine grosse Verbreitung hat, gelang es in neuester Zeit Brefeld, die Entwicklungsgeschichte lückenlos zu verfolgen. Es ist dies die Empusa Muscae, welche bei unseren Stubenfliegen die bekannte epidemische Krankheit veranlasst, der im Herbst Millionen zum Opfer fallen.

Schon Goethe und Nees von Esenbeck beobachteten diese Krankheit, ohne dass sie sich bestimmte Rechenschaft davon zu geben wussten. Cohn und Lebert lieferten zuerst eine genaue Untersuchung. Die Krankheit äussert sich bei den Fliegen durch grosse Mattigkeit, allmähliges Aufhören der Bewegung und endlich tritt der Tod ein, worauf der Hinterleib stark ausgedehnt wird und zwischen dessen Segmenten drei hervorbrechende weisse Ringe erscheinen, welche sich bald vergrössern; sie rühren von den herausdringenden keulenförmigen Empusa-

Zellen her, welche dann an der Spitze die Sporen bilden, die
fortgeschleudert werden, so dass das Thier bald mit einem
weissen Hof, von diesen Sporen herrührend, umgeben ist. Letztere sind von glockenförmiger Gestalt und meist mit einem
weiten Mantel, der einer dünnen Membran gleicht, versehen.
Die Keimung der Sporen hat Cohn nicht mit Sicherheit beobachten können; doch haben sie schon Bail und andere auf dem
Objectträger gesehen, ohne dass es ihnen gelang, dieselbe auch
auf der Haut der Thiere zu bewerkstelligen. Brefeld hat nun,
nachdem er den Entwicklungsgang einer andern Empusa, welche
auf der Raupe des Kohlweisslings sich findet, lückenlos verfolgt, auch diesen bei der Empusa unserer Stubenfliegen festgestellt.

Er giebt an, dass die Haut der Fliegen ein sehr geeig-
netes durchsichtiges Object ist, um den eindringenden Keimschlauch zu sehen. Dabei hat man aber den Nachtheil, dass die
Membran und der Inhalt desselben von äusserst empfindlicher
Natur ist und im Wasser sofort sich auflöst. Brefeld wandte
nun verdünnte Kochsalzlösung an, in welcher der Keimschlauch
erhalten blieb. Er bemerkte, dass dieser von äusserst kurzer
Gestalt ist, indem er eine kuglige Zelle darstellt, die sich nicht
verlängert, sondern nach Art der Hefe durch Sprossung
vermehrt.

Die Tochterzellen trennen sich von der Mutterzelle, sie
gelangen in den Fettkörper und indem neue Sprossgenerationen
erzeugt werden, erfüllen sie bald das ganze Blut, welches sie
weiss und trübe machen.

Anfangs verräth die Fliege grosse Unruhe, allmählig er-
mattet sie und der Tod tritt ein. Die Zellen im Blute der Thiere
besitzen verschiedene Gestalten, anfangs sind sie kuglig, dann
findet man ei- und schlauchförmige Gebilde. Zellmembran
und Inhalt werden sehr leicht vom Wasser zerstört; man muss
die Untersuchung daher stets in einer concentrirteren Flüssigkeit
vornehmen. In einem gewissen Stadium der Krankheit hören wie
oben bei den Raupenpilzen die Sprossungen auf, die Zellen
wachsen schlauchförmig an einer oder an zwei Seiten aus.
Diese Schläuche sind sehr breit und unregelmässig gekrümmt;
sie zeigen oft Aussackungen und während der eine Schlauch
mehr dünn bleibt und zur Wurzelzelle wird, nimmt der andere
Keulengestalt an und stellt so das künftige Basidium oder die

Stielzelle dar. Wurzel- und Stielzelle trennen sich durch eine Scheidewand. Die Basidie durchbricht nun die Segmenthaut des Hinterleibes und schickt sich zur Sporenbildung an, indem ihr oberes Ende eine Aussackung treibt, in welche Plasma überfliesst; diese Aussackung, die künftige Spore, wächst und gliedert sich schliesslich durch eine Scheidewand von der Basidie ab. So wie dies geschehen ist, bilden sich in dem Basidium grosse Vacuolen; das Plasma wird trüb und körnig; die Zelle nimmt immer mehr Feuchtigkeit auf; endlich platzt sie und der rasch herausspritzende Inhalt schleudert die Spore mit grosser Gewalt fort. Es ist dies also ein ähnlicher Vorgang, wie man ihn beim Abschleudern des Sporangiums von Pilobolus beobachtet. Doch bleibt etwas vom Plasma dabei an der Spore hängen, wodurch der eigenthümliche Mantel entsteht, welcher die Spore umgiebt.

Diese Hülle ist für die Spore sehr vortheilhaft; sie begünstigt das Anhaften derselben am Fliegenleib, befördert die Keimung und verhindert das Austrocknen. Im Wasser zergeht sie. Jeder Schlauch erzeugt nur eine einzige Spore. Die Keimung derselben in Wasser findet ganz wie bei den Uredineen und Ustilagineen mit Entwicklung eines Promyceliums und Abschnüren von Sporidien statt. Die Sporen bleiben nicht lange keimfähig, ebensowenig bilden sie Dauersporen. Es ist daher noch zweifelhaft, auf welche Weise der Pilz überwintert und im Sommer in den Körper der Fliegen gelangt. Brefeld ist der Ansicht, dass viele der den Winter überstehenden Fliegen auch den Pilz enthalten und dass auf diese Weise die übrigen Fliegen inficirt würden. Diese Frage bleibt also noch zu lösen; ebenso diejenige, ob der Sporenbildung eine Befruchtung vorhergeht.

Die Keimung und Entwicklung einer andern Empusa, der E. radicans, welche Brefeld ebenfalls beobachtete, findet in etwas anderer Weise statt. Diese Empusa siedelt sich auf den Raupen des Kohlweisslings an, dessen durchsichtige Haut zur Untersuchung vorzüglich geeignet ist. Die Keimschläuche der eindringenden Sporen sind hier lang; sie theilen sich in Zellen und in die Endzelle allein fliesst das Protoplasma des Fadens über. Diese Endzelle verästelt sich und erfüllt den ganzen Körper der Raupe mit dichtem Hyphengeflecht. Die fortwachsenden Enden gelangen in's Blut, einzelne Zellen werden abgetrennt und auf diese Weise füllen sie endlich die Raupe vollständig an, welche schliesslich in der Masse des Pilzes erstarrt. Der Hauptheerd dieser Empusa ist im Fett-, nicht im Blutkörper, wie bei Botrytis, Isaria und Cordyceps. Der Pilz bildet sich nun, während die Raupe abstirbt, zu einem Mycel aus, dessen fortwachsende Enden die Unterseite der Raupe durchbrechen und in dichten Bündeln als massiger Fruchtträger am Boden sich festheften, während auf der Oberseite die sporenbildenden Schläuche hervorbrechen. Die Sporen sind hier von spindelförmiger Gestalt und sie können nicht im Magen und Darm der Thiere zur Keimung gelangen.

Die Empusa-Arten sind ebensowenig an eine betimmte Insectenspecies gebunden, wie die oben beschriebenen Pilze. Brefeld giebt an, dass er die Empusa der Raupen auf die Fliegen übertragen und diese damit inficirt habe. In der That sagt auch Bail, dass die Verbreitung der Empusen eine sehr beträchtliche ist; blos noch nicht auf Netzflüglern fand er sie. Bail beobachtete sie auf Käfern und erwähnt, dass sie die gefrässige Forleule, Noctua piniperda, vernichtete. Fresenius beschreibt 7 Empusa-Arten, von welchen aber zwei ihre Sporen im Innern der Thiere zur Reife bringen. Derselbe entdeckte sie auf Heuschrecken, Tenthredolarven und Mücken. Assmann fand eine Empusa auf Raupen der Euprepia aulica mit eiförmigen, mit einer Papille versehenen Sporen.

Einen Pilz, der mit der Entwicklung der Empusa in einiger Beziehung steht, hat Cohn im Körper der gemeinen Wintersaateule, Noctua segetum, entdeckt, welche die Raps- und Roggenfelder in Schlesien verwüstete. Diesem Pilz giebt Cohn den Namen Tarichium megaspermum und die Krankheit heisst er schwarze Muscardine. Die Raupen sind nemlich in kohlschwarze Mumien verwandelt und ihr Inneres ist mit den ungewöhnlich grossen, tiefbraunen, mit unregelmässigen Furchen bedeckten Sporen angefüllt. Die Entwicklungsgeschichte dieses Pilzes hat Cohn nicht vollständig feststellen können; es gelang ihm weder das Eindringen des Pilzes in den Körper der Raupen zu beobachten, noch dieselben mit den Sporen zu inficiren.

Cohn beobachtete, wie das anfangs klare, gelbliche Blut der Raupen beim Erkranken schwarz wird; es schwimmen unter Desorganisation der Blutkörperchen unzählige schwarze Pünktchen in demselben, welche Molecularbewegung zeigen, später treten auch Bacterien und Vibrionen auf. Diese Zerstörung des Blutes bewirkt der Pilz, der in kugligen oder schlauchförmigen Zellen frei im Blute schwimmt. Diese Schläuche sind von verschiedenster Gestalt, sichel- oder S-förmig; sie theilen sich durch Scheidewände in einzelne Glieder, welche tonnenförmig anschwellen und dann in einige kuglige Zellen zerfallen.

Die Bildung dieser Zellen erinnert an diejenige, welche die Hyphen von Mucor in Bierwürze etc. erfahren, wenn sie untergetaucht werden. Es bilden sich auch hier die wunderlichsten, an Reichhaltigkeit der Formen fast unbegrenzten Gebilde, welche Bail entdeckt und Gonidien genannt hat.

Diese Gonidien geben nun immer neuen den Ursprung; zuletzt keimen sie, bilden lange verästelte Schläuche, welche zu einem dichten Mycelium verwachsen und den ganzen Leib des Thieres anfüllen. Die Spitzen ihrer Aeste schwellen an und bilden sich zu obigen braunen, mit dickem Episporium versehenen Dauersporen aus. Dieser Pilz unterscheidet sich durch die Bildung dieser Dauersporen, deren oft zwei nach Art der Teleutosporen vereinigt sind, und welche noch überdies im Innern des Thieres ausgebildet werden, von allen andern auf Insecten bekannten.

Bei allen den beschriebenen Insecten-Krankheiten sieht man also als directe Ursache der Erkrankung einen Pilz auftreten. Der Pilz haftet auf der Haut der Thiere, treibt durch dieselbe seinen Keimschlauch, und durch Aufnahme von Fett, Blut etc. als Nahrung vergrössert er sich. Es lässt sich bei Fliegen und Raupen ganz willkürlich durch Infection mit Sporen die Krankheit hervorrufen und lückenlos verfolgen.

de Bary und Brefeld machten die merkwürdige Beobachtung, dass die Insecten, z. B. die Raupen, wenn sie bereits mit thierischen Parasiten (Larven von Dipteren etc.) behaftet waren, vom Pilze nicht angegriffen werden. Es scheint also ein Antagonismus zwischen thierischen und pflanzlichen Parasiten zu bestehen.

Hallier, dessen Theorie sogleich entwickelt werden soll, hat ebenfalls mehrere Insectenkrankheiten, durch Pilze hervorgebracht, beobachtet. Eine Krankheit bei Seidenraupen, die Gattine, wird nach ihm durch Maulbeerblätter hervorgerufen, welche mit Pleospora herbarum behaftet sind. Derselbe hat auch bei der Muscardine des Kiefernspinners einen Pilz als Ursache entdeckt, Fumago salicina, welcher auf Kiefernadeln sich ansiedelt. Dieser soll gerade vom Magen und Darm aus seine Entwicklung nehmen; sich dann durch den ganzen Körper verbreiten und das Blut der Raupen durch Gährung desorganisiren. Die Faulbrut der Bienen ist ebenfalls nach ihm eine Krankheit, welche durch mehrere Pilze eingeleitet wird.

Indem wir nunmehr auf Hallier's mycologische Untersuchungen übergehen, muss von vornherein erwähnt werden, dass es bei der enormen Arbeitsleistung dieses Forschers in den letzten zehn Jahren und den so mannigfachen Publicationen desselben überaus schwierig ist, diese zahlreichen Beobachtungen nachzuprüfen, und dabei in gleicher Weise seine Schlüsse mit den Anforderungen der strengen Wissenschaft in Einklang zu bringen.

Noch lässt es sich bei den vielfachen, von fast allen Seiten dagegen erhobenen Einwendungen, nicht übersehen, welche von seinen Resultaten sich doch als richtig erweisen werden; und sind wir daher genöthigt, bei der Vorführung seiner Ansichten mit aller Reserve vorzugehen, zumal es auch uns bei mehrjährigen, genau nach seiner Methode in unserem Laboratorium ausgeführten Arbeiten leider nicht gelungen ist, zu einer sicheren Entscheidung zu gelangen.

Die epidemischen Krankheiten der Insecten, deren Verlauf jetzt so genau bekannt geworden ist, bieten der Lehre Hallier's allerdings einen Stützpunkt und gestatten uns andererseits, wenn auch der so einfache Bau eines Insects von dem eines Säugethieres gänzlich verschieden ist, dennoch Schlüsse über ähnliche Krankheiten bei den höheren Thieren und beim Menschen zu ziehen.

Die Untersuchungen von Hallier über Infectionskrankheiten und dessen Hefetheorie.

Der Gedanke lag nahe, dass, wie bei den Pflanzen und den Insecten epidemische Krankheiten auftreten, welche von Pilzen ihre Entstehung herleiten, den contagiösen und miasmatischen Krankheiten der Menschen und Säugethiere ähnliche Ursachen zu Grunde liegen müssten. Bei manchen menschlichen Hautkrankheiten waren schon seit länger pilzliche Parasiten aufgefunden worden. Es ist daher von der höchsten Wichtigkeit, zu erfahren, ob auch innere Krankheiten durch solche Schmarotzer verursacht werden können. Auf diesem Gebiete der Forschung zeichnete sich nun vor Allem Hallier aus, der zahlreiche Arbeiten über parasitologische Krankheiten veröffentlicht hat.

Hallier ist durch seine Untersuchungen zur Aufstellung einer besonderen Theorie über Hefe- und Schimmelbildung geführt worden.

Nach ihm ist die Zahl derjenigen Pilze, welche Hefe bilden können, eine sehr grosse. Schimmel und Hefe, sagt Hallier, lassen sich nicht trennen, denn derselbe Pilz, welcher als Schimmel vorkommt, bildet häufig auch Hefe. Ebenso ist Schimmel blos eine Form des Vorkommens der Pilze. Hauptsächlich aber stützt sich Halliers Lehre auf den Satz, dass jede Entwicklungsform der Pilze von der chemischen Zusammensetzung des Nährbodens abhängig ist und nicht vom Pilz. Dabei hat der Zutritt oder Abschluss der Luft den grössten Einfluss. Zur Ausbildung der Hefe ist erforderlich, dass der Nährboden flüssige Beschaffenheit hat. Auch bei der Hefe richtet sich deren Form nach der Beschaffenheit der gährenden

Flüssigkeit. Hallier unterscheidet drei verschiedene Morphen von Hefe:

1) Die Kernhefe, Micrococcus; sie ist die Hefe der ammoniakalischen, der Gerbsäure-, der Buttersäuregährung etc.

2) Die Hefe der geistigen Gährung, auch Kugelhefe genannt, Cryptococcus.

3) Die Hefe der sauren Gährung, Gliederhefe, Arthrococcus.

Microccocus ist diejenige Hefe, aus welcher alle übrigen hervorgehen: man findet oft alle drei Hefeformen beisammen in Substanzen, welche von einer Gährung in die andere übergehen, z. B. in menschlichen und thierischen Faeces, welche sich in faulendem Zustande befinden. Bei der alkoholischen Gährung geht der Micrococcus durch Anschwellen und Vermehrung durch Sprossung in Cryptococcus über, während Arthrococcus bei jeder sauren Gährung, Essig-Milchsäuregährung etc. entsteht. Letzterer vermehrt sich durch Theilung, seine Gestalt ist rundlich vierkantig und das Innere der Zellen zeigt ziemlich grosse, zahlreiche Kerne.

Der Micrococcus Hallier's nun bildet sich aus den Sporen der verschiedensten Pilze. Sät man z. B. die Sporen des gemeinen Pinselschimmels, Penicillium crustaceum, auf destillirtes Wasser, so treiben nur wenige Keimschläuche, welche sich äusserst langsam entwickeln. Die meisten Sporen quellen stark auf, ihr centraler Plasmakern und die Membran werden sichtbar. Der Plasmakern zerfällt nun durch Zweitheilung in mehrere Kerne. Dieselben bilden Vacuolen um sich und dehnen die Sporenwand stark aus, so dass sie zuletzt gesprengt wird und die Kerne als äusserst kleine, bei den stärksten Vergrösserungen deutlich geschwänzte Schwärmer entlassen werden. Sie haben die Gestalt einer Kugel, welche mit einer Geisel versehen ist oder die eines sehr zugespitzten Kegels. Dabei zeigen sie eine ganz bestimmte Bewegung, ähnlich der eines Brummkreisels, mit dem spitzen Ende nach unten. Die Bewegung lässt sich durch Schwefelsäure rasch aufheben, ist also gänzlich verschieden von der Molecularbewegung.

Die Schwärmer kommen nach einiger Zeit zur Ruhe, strecken sich und bilden durch Einschnürung eine Doppelzelle. Diese Entwicklung nennt Hallier Leptothrix, ein Name, welchen Rabenhorst schon für eine Algengattung verwendet hatte, wesshalb jetzt der Ausdruck Mycothrix dafür gewählt ist. Jede einzelne Tochterzelle schnürt sich abermals ein und so fort, so dass zarte, längliche Ketten entstehen. Es sind dies dieselben Zellketten, welche im Mundschleim und als Zahnbeleg in der Mundhöhle, ferner im Oesophagus, im Magen und allen Därmen des Menschen in grossen Mengen vorkommen. Hallier schreibt ihnen als Erreger von Zersetzung und Gährung eine wichtige Rolle beim Verdauungsprocess zu.

Es gelang Hallier, im Culturapparat, welcher unten beschrieben werden wird, durch Aussäen von Mycothrix aus dem Munde auf Zuckerwasser, Penicillium daraus zu erziehen. Mycothrix und Micrococcus verlangen einen starken Stickstoffgehalt in ihrem Nährboden. Im Wasser hört ihre Entwicklung, welche auf Kosten ihres eigenen Stickstoffs stattgefunden hatte, bald auf. Diese Mycothrixformen rechnen Andere unter die Algen und Hallier führt an, dass sie häufig mit Bacterien und Vibrionen verwechselt werden. Mycothrix zeigt nie Bewegung, während die echten Vibrionen stets schlangenartig windend sich bewegen. Letztere zählt Hallier unter die Oscillarieen, mit deren Bewegung sie grosse Aehnlichkeit haben. Bacterium ist ein sehr unbestimmter Begriff; Pasteur und Andere verstehen Bruchstücke von Mycothrix u. dgl. darunter. Nach Hallier sind Bacterien stets Pilzelemente ohne Bewegung. Mycothrix bildet sich immer an der Luft, niemals im Innern des Substrates, wie der Micrococcus. In stickstoffarmen, zuckerhaltigen Flüssigkeiten gehen beide in die Hefe der geistigen Gährung, Cryptococcus, über. Die Membran schwillt dabei stark auf, es entstehen im Innern Kerne, und man findet in einer solchen Flüssigkeit alle Uebergänge von Kernhefe bis zur fertigen Kugelhefe.

Auch Cryptococcushefe brachte Hallier zum Keimen und zur Entwicklung von Penicillium. An der Oberfläche der gährenden Flüssigkeit bleiben die Zellen des Cryptococcus verbunden und bilden das von Andern als besondere Species beschriebene Hormiscium. Letzteres ist also der Entwicklung von Mycothrix vergleichbar, welche ja an der Luft aus dem Micrococcus hervorgeht.

In Milch wird, wenn Penicilliumsporen hinein gebracht werden, erst Micrococcus aus diesen gebildet, welcher sich durch Theilung vermehrt und darauf, die Milch in saure Gäh-

rung versetzend, zu dem länglich eckigen Arthrococcus anschwillt. An der Oberfläche der Milch keimen dagegen die
Sporen und bringen, wie dies in solchem Fall auch der Arthrococcus thut, eine Oïdiumartige Form hervor.

Jeder Hefeart entspricht also eine Luftmorphe; letztere
heissen bei den verschiedenen Gährungen Mycothrix, Hormiscium und Oïdium.

Die Hefen sind anaërophytische Formen ihrer betreffenden Pilze; Mycothrix, Hormiscium und Oïdium sind die Uebergänge in die ächten Luftformen „Schimmel", wie dies an obigem
Beispiel von Penicillium gezeigt ist. Die Hefen sind die Formen der Gährung und Fäulniss; Schimmel bezeichnet die Verwesung, die Oxydation.

Jede Gährung wird also nach Hallier's Theorie eingeleitet
durch den Micrococcus der Sporen und den sich daraus entwickelnden Gebilden. Doch können die Sporen auch direct
in die sprossende Form übergehen. Zwischen allen giebt es
zahlreiche Mittelstufen und Uebergänge.

Achorion Schönleini ist die Oïdiumform von Penicillium
crustaceum; Hallier hat in zahlreichen Culturen aus Achorion
letzteres entwickelt und aus Penicilliumsporen ein zum Favus
gehöriges Exanthem auf der Haut hervorgerufen.

Die Essigsäurehefe und ihr Keimungsgebilde an der Luft,
Mycoderma aceti, verhält sich analog den obigen Hefen. Bei
der Butter- und Gerbsäuregährung entsteht nur Micrococcus.

Werden die Sporen von Penicillium auf ein breiiges, stick-
stoffhaltiges und saures Substrat ausgesät, so bildet der entstehende Schimmel sehr grosse Conidien, Macroconidien, aus
deren Keimung nach Hallier Mucor racemosus Fres. hervorgeht.
Mucor und Penicillium stünden demnach also im Generationswechsel. Hallier heisst daher das Penicillium die Acrosporen-,
den Mucor racemosus dessen aërophytische Thecasporen-Pflanze.
Die Sporen von Mucor auf stickstofffreie, nasse Materien gesät, z. B. Zuckerwasser, sollen stets nur Penicillium erzeugen.

Aus Halliers Hefelehre gienge hervor, dass jede Hefezelle,
sobald sie aus der gährenden Flüssigkeit herausgenommen und
auf einem trockenen Nährboden dem Einflusse der Luft ausgesetzt wird, im Stande ist, zu keimen und den Pilz hervorzubringen, von welchem sie abstammt. Diese Beobachtung führte
Hallier dahin, dass er in zahlreichen contagiösen Krankheiten

Pilze als Ursachen derselben auffand. Denn nach Hallier sind hier immer Hefeformen derselben thätig. Man sieht aber auch aus Obigem, wie die Form der Pilze auf verschiedenem Boden und unter verschiedenen Verhältnissen sich so ausserordentlich vielfach gestaltet. Jede Pilzform geht in eine andere über, sobald die chemische Beschaffenheit des Nährmaterials sich ändert.

Diese Thatsache hat Hallier durch Zusammenstellung der verschiedenen Entwicklungen einzelner Pilze in ganze Vegetationsreihen verwerthet.

Ausser den beschriebenen Morphen besitzen nämlich nach ihm die Pilze, welche Parasiten des Menschen sind, noch weitere höhere. Sie haben alle eine Ustilagineenform, eine Brandpilzform, welche in der Regel eine Hauptrolle im Entwicklungskreis spielt. Die Brandpilze kommen nicht an der Luft, sondern im Innern der Substrate zur Entwicklung, sie sind also anaërophytische Formen. Wenn der Steinbrand, Tilletia Caries, oder der Staubbrand, Ustilago carbo, z. B. an der Luft keimt, so entstehen nicht wieder die grossen gegitterten Brandsporen, sondern eine Form, welche der alten Pilzgattung Cladosporium entspricht. Es sind dies Luftformen mit endständigen Sporenreihen; die Sporen haben meist eine Scheidewand in der Mitte. Diese Cladosporien sind aber im Stande, wenn sie auf sehr nahrhaftem Boden stehen, höhere Fruchtformen auszubilden, welche Hallier als Schizosporangien bezeichnet. Sie wurden früher in verschiedene Gattungen und Arten untergebracht und bilden sich auf die Weise aus, dass die endständigen Sporen ihren Plasmainhalt durch Scheidewände vielfach theilen. Es entstehen dadurch mehrere Kammern, während das Ganze sich mit einem derben Episporium umgiebt. Jede von diesen Kammern verhält sich wie eine Spore, kann einen Keimschlauch treiben und Micrococcus entwickeln.

Wir haben also jetzt drei weitere Fruchtformen, eine anaërophytische Brandform und die zwei aërophytischen, die Sporenform und das Schizosporangium. Dazu kommt noch eine vierte, welche wohl als die höchststehende anzusehen ist, indem sie durch geschlechtliche Befruchtung entsteht. Tilletia Caries gehört nach Hallier zur Entwicklung des Penicillium crust. Aus den Sporen des letzteren soll man im Isolirapparat auf steifem Kleister Tilletia erziehen können. Die geschlecht-

liche Form des Penicillium aber soll Achlya prolifera sein.
Der Staubbrand, Ustilago carbo, hat als eine Entwicklungsform
den Kolbenschimmel, Aspergillus glaucus. Seine geschlechtliche
Form ist Eurotium herbariorum.

Die Formen von Penicillium und Aspergillus treten übrigens bei den Culturen der Pilze so häufig auf, dass Hallier sie
gar nicht mehr als zu besonderen Arten gehörig, sondern als
eine Luftform vieler Pilze betrachtet. Jedem entsprechen reife
und unreife Morphen und· es entsteht so z. B. für Ustilago folgendes Schema:

	Anaërophyt.	*Aërophyt.*	*Schizosporangium.*
Reife Formen:	Ustilago.	Cladosporium.	Stemphylium.
Unreife Formen:	Oïdium, halb- anaërophyt im Uebergangszustande.	Aspergillus.	Mucor Mucedo.

Hiezu kommt noch die geschlechtliche Entwicklung: Eurotium herbariorum und ausserdem die Hefeformen. Obige
sechs Formen finden sich bei allen darauf untersuchten Pilzen,
bei einigen können auch noch andere hinzutreten.

Dies ist die Theorie Hallier's, welche, wenn sie richtig
wäre, zeigen würde, dass der Pleomorphismus der Pilze ein
fast unbegrenzter ist.

Was nun insbesondere die Infectionskrankheiten betrifft,
welche nach Hallier durch Pilze hervorgerufen werden sollen,
so ist es stets nur der Micrococcus, welcher sie verursacht.
Dieser Micrococcus hat bei jedem Pilz eine andere Gestalt und
Grösse, es gehören aber ausserordentlich starke Vergrösserungen
dazu, um dies zu erkennen; jeder bewahrt den Character
des Pilzes, dem er seine Entstehung verdankt. Auch aus rein
vegetativen Pilzfäden kann sich Micrococcus ausbilden.

Sind sehr grosse Mengen von Micrococcuszellchen auf eine
Stelle zusammengedrängt, die sich fortwährend theilen und seitliche Anastomosen mit einander bilden, so entsteht ein Filz,
Mycothrix-Filz, welcher grosse Aehnlichkeit mit einem Sclerotium
hat. Die Sporen mancher Pilze theilen ihren Inhalt bei der
Micrococcusbildung in der Art, dass die neu entstandene Hefe
ihrer Form nach der Sarcina ventriculi ähnlich wird. Es sind
die einzelnen Zellen durch wiederholte Zweitheilung entstanden
und sie bilden zuletzt viereckig rundliche Ballen, die durch

eine galatinöse Masse zusammengehalten werden. Diese Entwicklung nennt Hallier Colonienhefe.

Als Schimmel kommen die Pilze nicht im Organismus vor, weil dieselben eine sauerstoffhaltige Luft zu ihrer Entwicklung nöthig haben. Höchst selten fand man Aspergillus und Penicillium im Gehörgang, in der Lunge oder auf der äussern Körperfläche, doch ist dies Zufall und nicht mit bestimmten Leiden zusammen hängend.

Favus, Herpes, Mentagra sind Krankheiten, welche von Entwicklungszuständen des Penicillium ihre Entstehung ableiten. Durch Einreiben der Pinselconidien desselben gelang es, sie auf der Haut hervorzurufen. Pityriasis versicolor ist die Achorionform des Aspergillus. Die Caries der Zähne ist ebenfalls neben mitwirkenden chemischen Einflüssen parasitärer Natur. Es treten dabei grosse Mengen von Micrococcus, und längere oder kürzere Mycothrix-Glieder auf, welche in den Zahn eindringen.

Die Infectionskrankheiten würden nach Hallier durch den Micrococcus der verschiedensten Pilze hervorgerufen; derselbe vermag durch die feinsten Capillargefässe im Körper hindurchzudringen. Dabei treten die einzelnen Micrococcuszellchen entweder im beweglichen, schwärmenden oder ruhenden Zustande auf.

Um nun festzustellen, dass die ansteckenden Krankheiten der Menschen durch pflanzliche Parasiten verursacht werden, ist der Beweis zu liefern, dass der Micrococcus oder überhaupt der Entwicklungszustand eines Pilzes vorhanden und dass derselbe lebens- und keimfähig ist. Man müsste also daraus alle die höheren Morphen des Pilzes heranziehen, von welchen er abstammt.

Es sind von Hallier verschiedene Culturapparate construirt worden, welche er für solche Untersuchungen angewendet hat. Sie bezwecken hauptsächlich, dass die Cultur abgeschlossen von der gewöhnlichen Luft, welche so viele Uneinigkeiten, Sporen, Bacterien etc. enthält und unter Zutritt von reiner, filtrirter Luft vor sich geht. Die Entwicklung des Pilzes wird dabei entweder Schritt für Schritt unter dem Mikroscop beobachtet, oder erst das Endresultat zur Untersuchung verwendet. Für letzteren Zweck eignen sich besonders die Apparate, welche Pasteur angegeben hat. Ein weithalsiges Glas nemlich ist mit einem gut schliessenden Stöpsel versehen, in welchem ein oder zwei nach abwärts gebogene Glasrohre sich befinden. Der Apparat wird vor dem Gebrauche sorgfältig mit absolutem Alkohol gereinigt. Man bringt dann das ausgekochte oder sonst desinficirte Nährsubstrat, auf welchem sich etwas von dem zu cultivirenden Krankheitsstoff befindet, hinein und verschliesst sorgfältig. Pasteur hat nachgewiesen, dass in solche Gefässe die Sporen etc. der atmosphärischen Luft wegen ihrer Schwere nicht gelangen können, während doch ein langsamer Zutritt von Luft stattfindet.

In neuerer Zeit construirte Hallier einen Culturapparat, welcher eine fortwährende Beobachtung unter dem Mikroscop gestattet, so dass damit die ganze Entwicklungsgeschichte des Micrococcus festgestellt werden könne. Derselbe ist mit einiger Abänderung folgendermassen zusammengesetzt. Ein Culturgefäss mit ebenem Boden aus sehr reinem Glase steht fortwährend auf dem Objecttisch des Mikroscops. Dasselbe muss möglichst niedrig sein; es besteht aus einer cylindrischen Glaswanne und ihr Rand ist oben sehr eben geschliffen. In diese Wanne kommt nach vorheriger Desinfection mit Alkohol etwas destillirtes Wasser, dann wird eine reine Glasplatte aufgekittet, welche mit drei Löchern versehen ist. Das mittlere Loch ist ziemlich gross, auf dasselbe wird ein Deckglass gelegt, nachdem auf dessen Unterseite ein Tropfen Nährflüssigkeit und dazu ein wenig vom Krankheitsstoff gebracht worden ist. Man fixirt eine Stelle unter dem Mikroscop, welche man unausgesetzt zu beobachten im Stande ist. Der angewendete Tropfen muss sehr klein sein, weil sonst ganz unvermeidlich das Gesichtsfeld verändert wird. Ueberhaupt ist es mit den grössten Schwierigkeiten verbunden, ein und dieselben Körper bei ihrer Entwicklung fortwährend im Auge zu behalten; bei diesen so sehr kleinen Körpern steigert sich diese Schwierigkeit fast bis zum Unmöglichen.

In den zwei andern Oeffnungen der Glasplatte nun werden kleine gebogene Glasröhrchen festgekittet. Das eine steht mittelst Kautschuk- und Glasröhre mit einer Wulf'schen Flasche in Verbindung, welche concentrirte Schwefelsäure enthält. Von dieser Schwefelsäure führt eine Verbindung zu einem etwa 1½ Fuss langem Rohr, in welchem sich Baumwolle, die in absolutem Weingeist gelegen hatte, befindet. Das andere Röhrchen des Culturgefässes trägt einen Kautschuckschlauch, welcher mit einem ebenso wie oben hergerichteten mit Baumwolle gefüllten Glasrohre in Verbindung steht. Von diesem Glasrohr führt dann eine weitere Verbindung zu einer kleinen Luftpumpe. Der ganze Apparat muss vor dem Gebrauch sorgfältig mit Weingeist gereinigt werden. Absoluter Alkohol ist nemlich das beste Mittel, die fremden Sporen etc. zu tödten; derselbe zerstört wegen seiner wasserentziehenden Eigenschaft alle lebenden Zellen und Protoplasmagebilde.

Wird an der Luftpumpe der Stempel in die Höhe gezogen, so dringt Luft durch das erste Baumwollenfilter; hier werden die Unreinigkeiten zurückgehalten; sie gelangt nun durch die Schwefelsäure ins Culturgefäss, von da ins zweite Baumwollenfilter und wird durch Niederstossen des Stempels wieder entfernt. Die Schwefelsäure würde etwa mitgerissene Unreinigkeiten vollends unschädlich machen, besonders aber dient sie zur Controlle des luftdichten Verschlusses im Apparat; in diesem Falle steigen mit lautem Geräusche die Luftblasen darin in die Höhe, was bei mangelhaftem Verschlusse nicht der Fall ist. Das zweite Baumwollenfilter hat blos den Zweck, Unreinigkeiten abzuhalten, welche etwa von der Luftpumpe aus ins Culturgefäss gelangen könnten.

Der beschriebene Apparat bietet also den Vortheil, dass in den flüssigen oder durchsichtigen Nährsubstraten die einzelnen Zellchen in ihrer Entwicklung bei immer frischer Zufuhr von absolut reiner Luft beobachtet werden können.

Ein anderer Apparat, um denselben Zweck zu erreichen, wobei aber keine Luftzufuhr stattfindet, ist die Hilgendorf'sche Zelle. Auf eine Glasplatte wird ein einige Linien hoher Ring gekittet, in das dadurch entstandene Gefäss kommt etwas destillirtes Wasser und darauf ein Deckglas, auf dessen Unterseite etwas von der Culturflüssigkeit und dem Krankheitsstoff angebracht wird. Hier findet wegen des Luftmangels die Entwicklung nur sehr langsam und unvollkommen statt.

Mit obigen Hülfsmitteln hat Hallier das Blut, die Auswurfstoffe etc. bei vielen Infectionskrankheiten untersucht und cultivirt. Er glaubt mit den beschriebenen Apparaten den Beweis geliefert zu haben, dass sein Micrococcus keim- und entwicklungsfähig ist.

Als Beispiel hierfür wollen wir seine Untersuchung von

4

dem Micrococcus anführen, welchen er im Blute bei Hundswuth vorfand. Er brachte einen kleinen Tropfen eines aus Zucker und weinsteinsaurem Ammoniak bestehenden Nährsubstrates auf ein Deckglas, mischte etwas vom Blute hinzu und setzte darauf das Deckglas auf das Culturgefäss seines oben beschriebenen Apparates. Er beobachtete nun, wie die zahlreich vorhandenen Micrococcus - Zellchen allmählig anschwollen, sogenannte Sporoïden bildeten, dann zu Hefe wurden, welche nach einigen Tagen die Flüssigkeit in Gährung versetzte und sich durch Sprossung vermehrte. Als der Nährboden allmählig trockner wurde, hörten die Zellen auf zu sprossen, sie entwickelten lange Keimschläuche, welche sich verästelten, und einzelne solcher Aeste brachten zuletzt mit zahlreichen Conidienketten besetzte Pinsel, Hallier's Penicilliumartige Luftform der Pilze, hervor. Weiter ging aber die Entwicklung auf diesem Nährboden nicht. Auf Früchten, saftigen Wurzeln, Kork etc. erzog Hallier die übrigen Formen des Pilzes, ein Cladosporium, sowie ein Schizosporangium, welches er Lyssophyton suspectum nannte.

Eine vollständige Entwicklungsreihe aller Formen hat Hallier z. B. auch bei dem Pilze aufgefunden, welcher den Scharlach veranlassen soll. Er fand im Blute daran Erkrankter eine ungeheure Masse von Micrococcuszellen, weisse und rothe Blutkörperchen sind damit besetzt. Die Keimung dieses Micrococcus kann auf verschiedenen, nicht zu nassen Substraten beobachtet werden. Jeder Coccus treibt einen Keimschlauch, welcher sich verzweigt und verästelt. Es entstehen durch Anastomosen der Hyphen sclerotienähnliche Colonieen. In nahrhaftem, stickstoffreichem Substrat, z. B. in Stärkekleister mit phosphorsaurem Ammoniak, entstehen grosse, dunkelbraune Sporen einer Tilletia; Hallier nannte sie Tilletia scarlatinosa. Diese anaërophytische Pilzform wird von den Keimfäden nur im Innern des Substrats hervorgebracht; an der Luft dagegen entstehen Fruchthyphen mit Acrosporen in Form eines Cladosporium. Auf Pflanzengeweben bildet sich aus dem Micrococcus Scharlachkranker das Schizosporangium aus. In mehr flüssigen Substraten dagegen entstehen die unreifen Formen, die Schimmel, nemlich Macroconidien und eine Verticilliumähnliche Form, und zwischen ihnen finden sich alle Uebergänge aus der einen in die andere. Auf stickstoffreichem, nassem Boden bildet sich die Morphe mit Mucorkapseln.

Die Auffindung seiner sechs Entwicklungsformen glaubt Hallier bei den meisten Infectionskrankheiten, so auch bei der Ruhr und der amerikanischen Rinderpest, nachgewiesen zu haben.

Bei Cholerakranken hat er im Darmkanal derselben einen Pilz gefunden, welcher sog. Cysten bildet, deren Micrococcus diese Krankheit verursachen soll. Hallier giebt an, dass dies eine besondere Morphe des gewöhnlichen Penicillium ist, welche aber bei uns nicht vorkommt und sich wahrscheinlich nur in Indien bei hoher Temperatur auf der Reispflanze entwickelt. Bisweilen sollen diese Cysten, die Schizosporangien von Tilletia Caries, auch im Darmkanal Cholerakranker vorkommen und Hallier erzog auch auf Reisblättern bei gesteigerter Temperatur aus Cholerastühlen einen Pilz, welcher mit diesen Cysten übereinstimmt.

Als Ursache der Syphilis giebt Hallier einen Pilz an, welchen er Coniothecium syphiliticum nennt und der merkwürdigerweise in allen seinen Entwicklungsformen gar nicht zu unterscheiden ist von dem Pilz, welcher die Rotzkrankheit der Pferde verursachen soll. Den Tripperpilz heisst er Coniothecium gonorrhoïcum. Die Thecasporenform dieses Pilzes ist von allen Mucorarten verschieden, Hallier heisst sie daher Mucor gonorrhoïcus. Sät man Rotzblut oder das Blut Syphilitischer, welches den Micrococcus der genannten Pilze enthält, auf eine concentrirte Lösung von phosphorsaurem Ammoniak und Zucker zu gleichen Theilen, so gehe aus den anschwellenden und keimenden Sporoïden nach einigen Tagen das Coniothecium hervor, welches sich im Innern des Nährsubstrates ausbildet, während an der Luft ein Cladosporium entsteht. Das Plasma der Coniotheciumfrüchte zerfällt aber rasch in Micrococcus.

Beim Typhus sah Hallier im Blut Micrococcus, aus dem er als Thecasporenform Rhizopus nigricans, als Acrosporenform ein Penicillium grande erzog. Ebenso fand er den Micrococcus von Pilzen thätig bei Schaafpocken; bei Kuhpocken und bei Blattern; bei letzteren soll es der von Eurotium-Perithecien sein. Bei Diphtheritis fand er ebenfalls den Micrococcus eines Pilzes, Diplosporium fuscum, welcher auch in braunen Sporangien und als Fadengeflecht auf den diphtheritischen Membranen vorkommt. Bei den Masern findet sich Micrococcus im Blute in grosser Menge, Hallier nimmt an, dass es derjenige von Mucor mucedo Fres. sei.

Bevor wir nun auf die gegen Hallier vorzubringenden Einwendungen Anderer übergehen, halten wir es für Pflicht, um die Unbefangenheit unserer Stellung und den vollen Ernst seiner Ueberzeugung zu documentiren, einige Sätze aus seinen parasitologischen Untersuchungen hier wörtlich anzuführen. Er sagt:

„Wer die neueren Untersuchungen über Contagien sowie überhaupt über pflanzliche Parasiten auf Thieren und Menschen mit Aufmerksamkeit verfolgt, dem kann es nicht entgangen sein, dass überall, wo man der Ursache einer parasitischen Krankheit näher auf den Grund geht, diejenige kleinste und einfachste Hefeform, welche ich Micrococcus genannt habe, eine grössere oder geringere Rolle spielt.

„Dass meine seit 5 Jahren unausgesetzt auf die Hefebildungen gerichteten Arbeiten die alten dogmatischen Theoreme von der Gährung und Hefebildung zum Umsturz brachten, ist sehr begreiflich; aber die noch lebenden Vertreter jener Ansichten sollten doch wahrlich einsehen, dass sie nicht die Wissenschaft zum Abschluss gebracht haben.

„Wer zu beurtheilen im Stande ist, wie solche Arbeiten Opfer an Zeit, Geld und Kraft, an Leben und Gesundheit erfordern, wer eine Vorstellung davon hat, wie ich nun seit Jahren keinen anderen Gedanken gehabt habe, als die Nutzbarmachung der Hefelehre für die Pathologie, wie ich ausser zahlreichen Amts- und Berufsgeschäften an der Universität täglich 6—8, oft monatelang 10—12 Stunden, am Mikroscop gesessen und dann noch spät Abends das am Tage Beobachtete und Scizzirte ausgearbeitet habe; wer es mit mir empfindet, wie ich bei den Culturen mit Blatternlympfe und anderen Ansteckungsstoffen im Wohn- und Arbeitszimmer das Leben der Meinigen — um von meinem eigenen nicht zu reden — auf das Spiel gesetzt habe, der wird mir nicht zumuthen, auf blosse Invectiven gegen mich zu antworten."

Die Begründung der von de Bary und Anderen gegen Hallier vorgebrachten Einwendungen.

Wir sehen, wenn wir Halliers Resultate überblicken, dass es meist ganz gewöhnliche Schimmelpilze sind, welche er als Ursache der verschiedensten Krankheiten aufgefunden hat. Es muss zum mindesten auffallen, dass diese so allgemein in jeder Jahreszeit verbreiteten Pilze doch immer nur zeitweise den Menschen befallen und erkranken machen sollen. Halliers Untersuchungen riefen denn auch die verschiedensten Beurtheilungen hervor. Vom medicinischen Standpunkt aus ist seine Lehre vom Micrococcus meist mit Freuden acceptirt worden, da sie in der That eine sehr wahrscheinliche Erklärung für die Ursache der ansteckenden Krankheiten liefert. ˊ Die Botaniker jedoch konnten sich zum allergrössten Theil mit seinen Ansichten durchaus nicht befreunden. Eine solche ungeheure Wandelbarkeit in den Formen, wie sie nach Hallier die Pilze besitzen sollen, konnte von Andern nicht bestätigt werden. Auch gelang trotz der grössten Sorgfalt der anscheinend so einfache Fundamentalversuch andern Forschern niemals, nemlich, wie oben beschrieben wurde, aus den Sporen eines Pilzes Micrococcus zu erziehen und denselben aus der Spore ausschwärmen zu sehen. Die meisten Forscher glaubten sich vielmehr zu überzeugen, dass dieser Micrococcus für nichts anderes als Detritus anzusehen sei, von Auflösung der Sporenmembran und Austreten des Plasmainhaltes derselben herrührend. Auch hat man es bei diesem Versuch viel mit eingewanderten Bacterien zu thun. Am allerwenigsten gelang es, solchen vermeintlichen Micrococcus zur weiteren Entwicklung zu ·bringen. Damit

müsste aber auch die ganze Hallier'sche Ansicht von der Zusammengehörigkeit der Pilze fallen. Leider hat dieser Streit die Gestalt einer sehr leiden-
schaftlichen Polemik angenommen, wodurch aber die Sache wohl
um keinen Schritt weiter kommen wird. Vielmehr kann sie
nur dadurch endgiltig entschieden werden, dass Hallier's Untersuchungen eben noch sorgfältiger nachzuprüfen sind. Denn
wenn Andere negative Resultate bekommen haben, so kann
dies ja auch in den verschiedensten Fehlerquellen liegen, die
bei der ausserordentlichen Schwierigkeit solcher Untersuchungen
fast unvermeidlich sind und die grösste Vorsicht in der Beur-
theilung nöthig machen. Auch verlassen uns hier bei der grossen Kleinheit der Körper unsere optischen Hülfsmittel. Kein
Wunder, wenn sich darum so verschiedene Ansichten Geltung
zu verschaffen suchen.

Es würde hinreichend sein, wenn man bei einer einzigen
Infectionskrankheit das Vorhandensein des Micrococcus im Körper und seine ganze vollständige Entwicklung ausserhalb desselben mit unumstösslicher Sicherheit nachweisen könnte, um
Hallier's Lehre zur Gewissheit zu erheben. Sehr wichtig wäre
es aber auch, Versuche auszuführen, ob durch Einimpfen von
„Micrococcus" des betreffenden Pilzes oder von Sporen desselben die Krankheit hervorgerufen werden kann. Während bei
den Pflanzen jede der Erkrankung gleichmässig ausgesetzt ist,
scheint bei Mensch und Thier eine besondere Prädisposition dazu
erforderlich zu sein.

Einer der grössten Gegner von Hallier ist de Bary. Derselbe wirft Hallier Manches vor, welches allerdings geeignet ist,
ganz bedeutenden Zweifel an der Richtigkeit vieler seiner Resultate hervorzurufen.

Den Micrococcus, auf welchen sich ja die ganze Hallier'sche
Theorie stützt, hat de Bary nicht auffinden können. Die Schizomycetenformen sind überall in der Luft und in Flüssigkeiten
verbreitet; ferner platzen viele Sporen in für sie ungeeigneten
Nährsubstanzen und entleeren ihren Inhalt in Körnern; es sind
also Körper genug vorhanden, durch welche Hallier getäuscht
wurde und die er für seinen Micrococcus angesehen hat. Die
Schizomyceten zeigen aber, führt de Bary weiter aus, ganz
andere Structureigenthümlichkeiten, wie die ächten Schwärmsporen; sie haben kein terminales Wachsthum, wie die Pilze,

vielmehr ist ihr ganzes Verhalten dem der Algenfamilie der Nostocaceae ähnlich.

Dass der Micrococcus unmöglich ist, ergiebt sich nach de Bary auch daraus, dass man sehr wohl die Verhältnisse kennt, unter welchen die Pilze keimen und wann sie dies nicht thun. Sodann liegt der Hauptbeweis, ob zwei Entwicklungszustände eines Pilzes zusammengehören, jedenfalls nur in der directen Beobachtung des Zusammenhanges der einzelnen Fruchtformen an einem einzigen Mycelfaden. de Bary behauptet aber, dass, da Hallier dies nicht nachweise, dessen Zusammenstellung in Entwicklungsreihen eine ganz willkürliche sei. Und daher komme es auch, dass alle Bemühungen de Barys und Anderer, Halliers Aussprüche als richtig zu erkennen, zu gegentheiligen Resultaten geführt haben. Auch ist es nicht immer zu erkennen, ob Halliers Micrococcuskörnchen selbstständige kleine Zellen, oder ob sie andere kleine punktförmige Körper sind.

Als hauptsächlichsten Angriffspunkt gegen Hallier ersieht sich de Bary dessen Choleratheorie. Man muss nun sofort bekennen, dass dies der allerwundeste Fleck in allen Untersuchungen Halliers ist. Er lässt sich die Darmausleerungen Cholerakranker zuschicken; diese sind vielleicht schon eine Zeitlang, bevor sie in die Flasche gebracht wurden, in dem mit Sporen verunreinigten Krankenzimmer gestanden und überdies unterwirft sie Hallier meist erst nach geraumer Zeit der Untersuchung. Muss man nicht einsehen, dass alle möglichen Sporen und Bacterien der Luft ganz gemächlich in dem Stuhle sich niederlassen und vermehren konnten?

de Bary untersuchte frischen Cholerastuhl, in welchem Bacterien und ähnliche Formen spärlich vorkommen; nach eintägigem Stehen aber hatten sie sich massenhaft vermehrt. Ebenso beobachtete er in dem Stuhlgang eines Cholerakranken und in dem eines gesunden Menschen das Auftreten solcher Körperchen in gleicher Häufigkeit.

Hallier findet im Stuhl ausser dem „Micrococcus", Cryptococcus, Oïdium, Penicillium und sog. Cysten. Er musste folglich nach dem bekannten Entwicklungsgang dieser Pilze, dieselben nach einiger Zeit in seinem Culturapparat in frischen Exemplaren wieder erhalten. Denn Cryptococcus und Penicillium entwickeln eben wieder Cryptococcus und Penicillium und Nichts weiter. Ebenso hat de Bary bei der Keimung von

Oïdium lactis immer nur den Keimschlauch und aus diesem die Reproduction derselben Pflanze gesehen. Und was die Cysten betrifft, welche Hallier im Cholerastuhl fand, so sind sie nach de Bary nichts weiter als die von Bail entdeckten Brutzellen des Mucor; die runden Körper aber in ihrem Inhalte sind Fetttropfen und keine Sporen, denn sie zerfallen beim Keimen der Brutzellen. Hallier musste natürlich aus diesen Gonidien in seinem Culturapparat auch wieder den typischen Mucor ernten.

Wenn nun Hallier alle obigen Formen in einen Generationswechsel stellt und diesen eine Entwicklungsreihe nennt, so hat er nirgends den wichtigen Beweis geliefert, dass die Pilze wirklich in organischem Zusammenhang mit einander stehen.

Auch an den Fadenenden des verästelten Myceliums von Penicillium glaucum kommen zuweilen theils endständig, theils interstitiell oder in Reihen verbunden, blasenförmige Auftreibungen von tonnen- oder eiförmiger Gestalt vor, welche wandständiges Protoplasma enthalten. Es sollen dies nach de Bary Halliers Macroconidien sein, und sie können ebenfalls demselben zur Verwechslung Gelegenheit gegeben und zur Annahme von Cysten gedient haben. Die Untersuchungen Anderer haben nicht die von Hallier behauptete Zusammengehörigkeit von Penicillium und Mucor ergeben. Von letzterem sind vielmehr als Fortpflanzungsorgane nur die Sporangien mit den Sporen, die Zygosporen und die Gemmen bekannt. Alle bringen wieder ihre Stammpflanze hervor, ohne Micrococcus zu bilden. Ebenso ist es mit den Gittersporen von Tilletia Caries. Auf jungen Weizenpflanzen keimen sie, treiben ein Promycelium hervor, welches Sporidien abschnürt und letztere entwickeln sich eben nur, wenn sie wieder auf die Weizenpflanze gelangen. Im andern Fall sterben sie rasch ab und sie bilden sich auf Kleister etc. nicht zu anderen Pilzformen um. Hallier behauptet in seiner Untersuchung über Cholera, dass eine besondere bei uns nicht vorkommende Morphe des Steinbrandes, Tilletia Caries, durch ihren Micrococcus die Cholera veranlasse. Er nannte diese Form Urocystis cholerae, jetzt heisst er sie einfach die Schizosporangien von Tilletia Caries. Diese Urocystis soll den Reis bewohnen und sich nur bei hoher Temperatur, bisweilen auch im Darm der Cholerakanken, entwickeln. Bei uns aber kommen die Urocystis Arten, ausser einer, welche sich auf

Roggen findet, nicht auf Gräsern vor; ferner zeigen sie eine ganz andere Gestalt als die von Hallier bezeichnete; und sie keimen ebenfalls ganz regelmässig, ohne Micrococcus zu bilden oder irgend eine Schimmelform.

Die Haupteinwände de Barys gegen Hallier sind also:

1) Der directe Beweis für die Bildung von Schwärmern, d. h. Micrococcus aus Pilzsporen existirt bis jetzt nicht.

2) Halliers Untersuchungen wurden mit unreinem, altem Material angestellt, in welchem theils die schon vorhandenen Pilze etc. sich vermehren konnten, theils neue Pilzkeime aus der Luft sich beimischten.

3) Halliers Zusammenstellungen als autonom anerkannter Pilze sind unrichtig; er versäumt stets den directen Beweis des Zusammenhangs einer Form mit der andern anzugeben und schliesst die Zusammengehörigkeit blos aus dem gemeinsamen Vorkommen und der Aufeinanderfolge.

Man sieht aus Obigem, dass Halliers Ansichten von den botanischen Autoritäten eine scharfe Bekämpfung erfahren haben und dass er mit seiner Theorie so ziemlich vereinzelt dasteht. Er stellt als hauptsächlichste Entgegnung dafür, dass seine Gegner trotz ihrer vielfachen Versuche nicht zu demselben Resultat kamen, besonders den Satz auf, dass letztere in zwei Dingen gefehlt hätten, von welchen aber die ganze Entwicklung der Pilze abhänge, nemlich in der passenden Auswahl der Substrate und in der richtigen Luftzufuhr. Es wurde bereits oben angeführt, dass Hallier den Beweis vom Zusammenhang der Formen in seinen Vegetationsreihen durch Beobachtung unter dem beschriebenen Culturapparat glaubt geliefert zu haben.

Untersuchungen von Karsten über Hefe und Bacterien etc.

Karstens Untersuchungen stimmen in vielen Punkten mit denjenigen von Hallier überein. Doch glaubt Karsten, dass Hallier in seinen Schlüssen über die Lebensverhältnisse der Pilze wohl leider zu rasch gewesen ist. Er ist der Ansicht, dass man nur durch das Studium der Assimilationsthätigkeit und der davon abhängigen morphologischen und chemischen Veränderungen des Elementarorgans von Pflanzen und Thieren, der Zelle, es wird erreichen können, auch in Betreff der Miasmen und Contagien zu Resultaten zu kommen. Besonders würden dazu die erweiterten Kenntnisse von der Vegetations- und Entwicklungsweise der Hefearten beitragen.

Unter Micrococcus versteht Karsten die kleinen runden Secretionszellchen, welche in Hefe-, überhaupt in allen Zellen nach seiner Theorie sich finden sollen, und durch Veränderung ihrer Nährverhältnisse und dadurch hervorgerufenes Absterben der äusseren Zellmembranen frei werden. Nur diese kleinsten inneren Zellchen widerstehen den neuen Bedingungen und können sich als sog. Microgonidien weiter entwickeln. Diese Microgonidien nehmen je nach ihrer Nahrung verschiedene Formen an, Micrococcus, Vibrionen, Sarcina, Leptothrix etc. Ein Platzen ihrer ursprünglichen Mutterzelle kommt dabei selten vor, vielmehr geschieht es bisweilen, dass die kleinen Zellchen über die Aussenhaut ihrer Mutterzelle hervorwachsen, oft von einem Stielchen getragen.

Die Microgonidien vermehren sich entweder in der ihnen eigenen, kugligen Form, oder sie entwickeln sich zu Vibrionen oder sie dehnen sich aus und werden zu einer dem Nährstoffe entsprechenden Hefeart. In einer Lösung von carbolsauren Salzen, sowie in einer Mischung von gleichen Theilen absolutem Alkohol und Wasser sah Karsten die Entwicklung von Microgonidien aus Hefe. Dieselben bewegten sich in Folge ihrer an verschiedenen Stellen verschieden stattfindenden Assimilation. Ihre anhängende Cilie ist nach Karsten ein ungemein zarter Bacterienfaden. Auch er fand die haufenweise Gruppirung der Micrococcus Zellchen zu sclerotiumartigen Gebilden z. B. bei Sclerotium Beigelianum Hall., welches auf Chignonhaaren vorkommt. Vermehren sich die einander innerhalb der Micrococcuszelle folgenden Generationen in linearer Weise, so entstehen Vibrionen und Bacterien.

Karsten umfasst nun alle diese Gebilde, ja, die ganzen Hefevegetationen wegen ihres leichten Zerspaltens unter den gemeinsamen Namen Schizomyceten. Sie alle entstehen aus den kleinen Zellanfängen und Secretionszellchen der höheren Gewächse, so wie dieselben in abnorme Lebensverhältnisse gerathen. Indem sie sich den neuen Verhältnissen, ihre Form entsprechend verändernd, anpassen, sind sie im Stande, sich zu vermehren, ja je nach ihrer Ernährung zu den complicirteren Gebilden der Hefevegetationen zu erheben und die Formen wirklicher Pflanzenspecies nachzuahmen. So können z. B. aus den Zellen des Fruchtfleisches von Stachel- und Weinbeeren auch Hefezellen entstehen. Karsten beobachtete ebenfalls wie Hallier, dass die verschiedenen Hefearten im Stande sind, in einander überzugehen, sowie ihre Nährverhältnisse sich ändern.

Die Bacterien und Vibrionen fasst Karsten übrigens unter dem gemeinsamen Namen Vibrionen zusammen, indem beide Formen nach ihm beweglich und unbeweglich vorkommen können. Sie sind entweder stabförmig (Bacterien Ehrbg.) oder die einzelnen Gliedzellchen resorbiren die Mutterzellenwand und sie stellen dann eine rosenkranzförmige Reihe dar. (Vibrionen Ehrbg.) Ueberhaupt nehmen alle diese Körper die verschiedensten Formen und Eigenschaften, Bewegung oder Ruhe an, je nach der grösseren oder geringeren Sauerstoffzufuhr und der chemischen Zusammensetzung des Nährbodens.

Leptothrix besteht nach Karsten aus lauter gleichartigen Gliedzellen, während die Vibrionen- und Bacterienketten aus länglichen, durch sehr kurze Zellen von einander getrennten Gliedern bestehen. Mit Alkohol, statt mit Milchzucker ernährte

Vibrionen setzten bei den Versuchen von Karsten ihre Ver-
mehrung nicht in linearer Richtung, sondern in flächenförmiger
Ausbreitung fort; dadurch entstanden 4 eckige Zellen in der
Form von Merismopoedia und Sarcina.

Alle diese Schizomycetenformen Karstens sind nicht im
Stande, wieder die Form ihrer ursprünglichen Mutterzellen anzunehmen. Wäre dies möglich, so könnte es nur unter ganz
besonderen Umständen der Fall sein. Darum stellt Karsten diese
Zellformen weder unter die Pilze, noch unter die Algen; sie sind
weder Thier noch Pflanze. Ihre Aufgabe ist, als stete Begleiter
des Todes zur Beförderung der Verwesungs- und Fäulnissprocesse beizutragen.

Es ist leicht denkbar, dass Mycelien und Sporen von Pilzen,
wenn sie im menschlichen Körper es zur Entwicklung von Vibrionen etc. bringen könnten, durch ihren Lebens- und Assimilationsprocess zerstörend in die Funktionen der Organe eingreifen
müssen. Karsten glaubt, dass die auf den Menschen und Thieren
wachsenden Pilze meist in die Abtheilung der Mucorineen gehören und er rechnet dahin auch Penicillium und Aspergillus.

Bei Favus erzog Hoffmann Mucor, Pick Aspergillus und
Hallier Penicillium. Karsten meint, dass sich diese Wider-
sprüche heben werden, wenn diese Schimmel sich wirklich als
Conidienformen von Mucor erweisen. Er bestätigt die Behauptung Halliers, dass Penicillium nur eine durch andere Nährver-
verhältnisse hervorgebrachte Form von Mucor ist; beide gehören
zusammen. Dasselbe Penicillium, welches also nach Karsten
Mucor entwickeln kann, wird in Folge seiner Abhängigkeit vom
Boden unter anderen Umständen auch anders wirken, je nachdem seine Sporen als Bierhefe oder Milchhefe, als Oïdium oder
als Vibrionen sich ausbilden.

Karstens Theorie legt also wie diejenige von Hallier den
grössten Werth auf den Luftzutritt und auf die Zusammensetzung des Substrates, in welchem der Pilz wuchert. Je nach
der Verschiedenheit dieser beiden Bedingungen werden auch
die Formen der Pilze verschieden sein.

Die Angaben von Hoffmann über Bacterien.

Unter den Gegnern der Anschauungen von Hallier und Karsten befindet sich auch Hoffmann.

Derselbe bestreitet die von Hallier behauptete grosse Selbstständigkeit des Plasmas, so dass dasselbe zerfallen könne und die einzelnen Theile als Micrococcus fähig wären, neue Individuen zu entwickeln. Er hält vielmehr dieses Zerfallen des Plasmas für den Tod, für organischen Detritus der betreffenden Zelle und deren einzelne Theile sind unfähig zum weiteren Wachsthum. Die Lösung der Streitfrage über den Micrococcus stellt Hoffmann der Zukunft anheim. Bei Diphtheritis, Scharlach, Vaccine etc. konnte er keine entschiedene Pilzform, überhaupt Nichts auffinden, was nicht den Verdacht hätte erregen können, dass es von Aussen eingedrungen sei. Hoffmann mahnt, auf diesem Gebiete nur sehr vorsichtig Schlüsse zu ziehen und fortwährend das Aufgefundene sorgfältig zu revidiren.

Obige Granulationen und Detrituskörner, Halliers Micrococcus, haben scharf umschriebene Ränder und sind von ungleicher Grösse, wodurch sie sich von den Monaden und Bacterien sicher unterscheiden lassen.

Hoffmann hat eine sehr sorgfältige Untersuchung über Bacterien geliefert; er versteht darunter nicht blos die stabförmig gestreckten Bacterien und Vibrionen, sondern auch die kleinen rundzelligen Monaskörperchen. Alle diese theilt er ein in Micro-, Meso- und Macrobacterien. Sämmtlich haben sie als Nebenform Leptothrix, wenn sie sich in Kettchen vereinigen.

Diese Eintheilung Hoffmann's wird aber doch kaum zu halten sein, denn alle diese Formen verändern ihre Gestalt und Länge sehr mannigfach bei ihrem Wachsthumsprocesse.

An eine Ausbildung der Bacterien zu Hefe kann übrigens

nach Hoffmann nicht gedacht werden. Seine Bacterien sind
nun theils ruhend, theils beweglich. In beiden Fällen vermehren
sie sich aber, so dass die Ruhe kein Zeichen von Tod ist.
Die Bacterien können aus dem ruhenden in den beweglichen
Zustand übergehen und umgekehrt, je nach Veränderung des
Substrates, in welchem sie sich befinden. So sind die in der Luft
befindlichen Bacterien, unter Wasser gebracht, im Anfang immer
bewegungslos. Ein Zusatz von Jod bringt übrigens die sich be-
wegenden Körperchen sofort zur Ruhe, wodurch man also diese
Bewegung sehr leicht von der Molekularbewegung unterscheiden
kann. Bald ist sie eine oscillirende oder sich krümmende,
wobei auch Ortsbewegung bemerkbar wird, sie ist verschieden
schnell, bald blitzschnell oder spiralig kreisend oder geradlinig,
zickzackförmig oder wälzend. Hierbei kann man sich aber
leicht täuschen, denn schon das Athmen kann bei Anwendung
starker Systeme durch den bald grösseren, bald kleineren Luft-
druck auf das Deckglas eine auf- und abgehende Bewegung
desselben und folglich auch der darunter sich befindenden Flüssigkeit hervorbringen. Ohne Luft können nach Hoffmann die
Bacterien nicht leben, bei vollkommenem Abschluss derselben
tritt vielmehr deren wirklicher Tod ein.

Die Bacterien treten als wolkige oder gleichmässige Trü-
bung in allen faulenden Flüssigkeiten auf, immer in Begleitung
von Monas crepusculum und sie zerfallen auch nach Hoffmann
in so kleine Glieder, dass sie von letzerem gar nicht mehr
unterschieden werden können. Auch die Bewegung der Monaden ist vollkommen ähnlich jener taumelnden und kreisen-
den, welche die Bacterien zeigen. Die Bacterien sind, wenn
sie zusammen vorkommen, stets longitudinal in einfache Ketten
gereiht; es sind dies die von Andern als Leptothrix bezeichneten Formen. Dieselben wachsen meist terminal und bilden
in ruhenden Flüssigkeiten lange Ketten. Spirillum trennt
Hoffmann von den Bacterien, es findet sich neben diesen auch
in faulenden Flüssigkeiten; seine Bewegung ist aber eine
schraubenförmige.

Den Namen Bacterien gebraucht also Hoffmann in einem
viel weiteren Sinne als alle anderen Forscher, er versteht darunter die ganze Abtheilung der Schizomyceten von Naegeli.
Hoffmann ist der Ansicht, dass die Bacterienglieder stets nur
aus Ihresgleichen entstehen, dass sie also selbstständige Organ-

ismen sind. Sie vermögen gährungsartige Umsetzungsprocesse ihrer Substrate einzuleiten, doch glaubt Hoffmann, dass die chemischen Veränderungen der letzteren nicht allein durch den Assimilationsprocess der Bacterien bedingt sind, sondern dass auch andere Umstände dabei mitwirken.

Bacterien gedeihen in sauren und alkalischen Flüssigkeiten, ja man kann sie ohne Nachtheil oft von einer in die andere übertragen. Geistige Gährung kann nach Hoffmann nur die Hefe hervorbringen, niemals die Bacterien und Monas crepusculum. Auch bei der Buttersäurebildung spielen letztere keine besondere Rolle. Ebenso ist die Essigsäurebildung ein Oxydationsprocess, der aber durch Pilze und Bacterien beschleunigt werden kann. Hoffmann nimmt aber an, dass die Bacteriengruppe Ursache der Milchsäurebildung sei. Ebenso können sie bei Milzbrand chemisch zersetzend und vielleicht in Capillargefässen auch rein mechanisch wirken. Die Cornalia'schen Körper im Blute der Seidenraupen hält er für identisch mit Monas crepusculum.

Hoffmann ist der Ansicht, dass dieselben Organismen je nach den äussern Umständen ihr Substrat, in dem sie vegetiren, sehr verschieden umsetzen können und dass specifische Fermente für jede einzelne Gährungsform eigentlich nicht existiren. Alle Gährungs- und Fäulnissprocesse könnten theils von Pilzconidien, sehr verschiedener Herkunft, theils von Bacterien und Monaden, theils von beiden zusammen vermittelt werden.

Die Anschauungen von Bonorden.

Es sind nun noch die Anschauungen Bonordens anzuführen, eines Mycologen, welcher einen den übrigen völlig entgegengesetzten Standpunkt einnimmt. Derselbe kann sich nemlich mit den gegenwärtig allgemein angenommenen Combinationen der Pilze, wobei Arten aus früher streng gesondert gehaltenen Abtheilungen zu einem Entwicklungskreis mit einander verbunden werden, durchaus nicht befreunden. Ihm ist es noch nie gelungen, einen wirklich unzweifelhaften Zusammenhang zweier Pilzformen, besonders ein gemeinsames Mycelium aufzufinden. Er betrachtet solche Combinationen vielmehr als die Urheber einer grossen Verwirrung in der heutigen Mycologie. Bonorden bekämpft daher die Ansichten über den Polymorphismus der Pilze und sucht durch sehr zahlreiche Untersuchungen die Unrichtigkeit derselben zu beweisen.

Es ist nun sehr interessant, dass gerade Bonorden nicht ebenfalls diesen heute überall angenommenen und als sicher zu betrachtenden Erfahrungen seine Anerkennung zollt. Dieser Forscher ist gewiss einer der ersten Pilzkenner, der selbst ein eigenes System, die allmählige Entwicklung und den immer vollkommener werdenden Bau von der niedersten bis zur höchsten Pilzfamilie zeigend, aufgestellt hat. Bonorden besitzt gewiss ganz besonders umfassende mycologische Kenntnisse. Er, sollte man denken, müsste am sichersten sein Urtheil in dieser Sache abgeben können.

Seine sehr übersichtliche Eintheilung der Pilze geht nun dahin, dass er zwei Typen aufstellt, nach welchen sie alle gebaut sind, einen excentrischen, dessen höchste Entwicklung die Hymenomyceten und einen concentrischen, dessen Spitze die Pyrenomyceten einnehmen. Er theilt alle Pilze in 12 Fa-

milien, von welchen die erste die unentwickeltste ist, während
jede folgende einen zusammengesetzteren Bau zeigt. Diese
Familien bilden also einen continuirlichen Entwicklungskreis,
der wie bei allen übrigen natürlichen Systemen deutlich zeigt,
dass auch bei den Pilzen eine stufenweise Höherentwicklung zu
immer complicirteren Formen stattfindet.

Werden nun, sagt Bonorden, wie es heute geschieht, Pilze
aus den höchsten und niedersten Familien; Pilze mit excentri-
schem und concentrischem Typus, mit einander vereinigt, so
wäre dies offenbar ein Vergehen gegen alle Naturgesetze, welche
stets nur bestimmten, einfachen Regeln folgen, und diese Ver-
einigungen der Pilze, indem man sie in Entwicklungskreise zu-
sammenstellt, sind daher nicht als natürlich, sondern als mensch-
liche Erfindungen anzusehen. Uebrigens hat Bonorden sich
dieser neuen Richtung der Mycologie durchaus nicht verschlossen,
er hat nicht den Vorwurf der Einseitigkeit auf sich geladen,
vielmehr hat er mit Fleiss die verschiedensten, sorgfältigsten
Untersuchungen angestellt, um die Richtigkeit von Tulasne's
und de Bary's Aussagen zu ermitteln. Aber in keinem Falle
konnte er sich hievon Ueberzeugung verschaffen, vielmehr theilt
er in jedem Versuch als Resultat das Gegentheil, nemlich die
Autonomie jedes einzelnen Pilzes, mit.

Hauptsächlich, sagt er, sind die neuen Ansichten durch
die sehr häufige Cohabitation der Pilze entstanden, welche die
Forscher verleitet hat, sie auch als zusammengehörig zu betrachten. Viele Pilze lieben einen und denselben Boden oder
entstehen da, wo eben ein anderer Pilz seine Entwicklung voll-
endet hat. In jedem Falle aber lässt sich nie ein organischer
Zusammenhang der Pilzmycelien der einzelnen Individuen nachweisen. Und sehr oft erscheinen gar nicht einmal die Pilze,
welche zusammengehören sollen, mit einander auf einem Nährboden, sondern nur einer; selten findet man dann in anderer
Gegend einzelne Exemplare des andern Pilzes eingemengt.

Uebrigens, meint Bonorden, sind manche Pilzcombinationen
später widerrufen worden. Der Polymorphismus der Pilze ist
auch deswegen zum Mindesten auffallend, weil die Natur bei
jedem Pilz durch eine ungeheure Sporenzahl für seine Vermehrung gesorgt hat, so dass schwer einzusehen ist, warum
noch andere Generationen dabei mitwirken sollen. Die Zusammengehörigkeit der Uredo, Puccinia und des Aecidium Ber-

beridis, welche durch die sorgfältigen Untersuchungen de Bary's ganz ausser Zweifel gestellt worden ist, kann übrigens Bonorden auch nicht anerkennen; er giebt aber zu, dass seine dagegen vorgebrachten Gründe nicht hinreichend sind, de Bary's Ansichten zu widerlegen.

Nach Bonorden müsste man also durch Aussaat eines Pilzes stets wieder denselben Pilz mit den nemlichen Sporen erhalten.

So richtig dies im Allgemeinen auch ist, so sprechen dagegen doch bestimmte Beobachtungen, und sogar z. B. bei dem zu unseren gewöhnlichsten Schimmelpilzen gehörigen Aspergillus, wo durch Aussaat der Sporen, welche auf ungeschlechtlichem Wege entstanden sind, unter günstigen Umständen aus dem sich entwickelnden Mycel, die so gänzlich verschiedene geschlechtliche Fruchtform eines Pyrenomyceten, des früher als Eurotium herbariorum bezeichneten, hervorgeht. (s. Anhang.) Es ist dies eine Thatsache, von deren Wahrheit sich Jeder mit derartigen Untersuchungen Vertraute überzeugen kann. Woran mag es also liegen, dass ein Mann, wie Bonorden, von so ausgebildeter mikroscopisch-anatomischer Technik, sich solchen Ergebnissen der Untersuchung ganz verschliessen will?

Sind nun die mitgetheilten Bedenken dieses Forschers gegenüber den so zahlreichen, übereinstimmenden Resultaten der bedeutendsten Mycologen immerhin als ungenügend anzusehen, so mahnen sie doch zur höchsten Vorsicht bei der Untersuchung über den Polymorphismus der Pilze. Denn nur zu leicht kann man den grössten Täuschungen dabei erliegen, wofür am deutlichsten das bereits oben angeführte Beispiel des Cicinnobolus sprechen dürfte.

Schlussbemerkungen.

Ueberblicken wir nun den Standpunkt der heutigen Mycologie, so sehen wir, dass sehr bedeutende Differenzen bestehen, und dass noch sehr viel zu thun übrig bleibt, bis sichere einheitliche Auffassungen erzielt werden. Drei Parteien stehen sich gegenüber; während Bonorden jeden Generationswechsel bei den Pilzen verwirft, steht de Bary in der Mitte, und Hallier macht den umfassendsten Gebrauch davon, ja seine Theorie kann ohne ihn unmöglich bestehen. Fast in keiner andern Naturwissenschaft sind die Streitfragen zahlreicher, als in der Mycologie. Eine weitere Verbesserung unserer optischen Instrumente würde uns hier vielleicht weiter führen, als die mühsamsten Untersuchungen es bisher vermochten.

Für die Infectionskrankheiten ist es ausserordentlich wahrscheinlich, dass es Pilze oder pilzähnliche Körper sind, welche sie veranlassen. So stellt auch Cohn die Möglichkeit auf, dass unter den Schizomyceten des Brunnenwassers bei Epidemieen die microskopischen Träger specifischer Contagien vorhanden seien. Er beobachtete solche Körper zu Cholerazeiten in grösster Menge darin.

Würde es sich bestimmt nachweisen lassen, dass der Plasmainhalt von Sporen, Pilzfäden etc. im Stande ist, zu zerfallen, also „Micrococcus" zu bilden, dessen Körnchen sich vermehren und unter geeigneten Umständen zu neuen Pflanzen auswachsen könnten, so würde sich die heutige Zellenlehre bedeutend anders gestalten.

Eine Unterstützung hat in der That die Micrococcus-Theorie. Die Sporen von Peronospora, Cystopus z. B. theilen bekanntlich ihren Inhalt in einzelne kuglige Ballen, welche sich immer mehr individualisiren, um endlich in Gestalt von Schwär-

5*

mern, mit Cilien versehen, die Sporenhaut zu sprengen und auszuschlüpfen; ein jeder solcher Schwärmer ist keim- und entwicklungsfähig. Dabei vermögen diese Sporen bei besonderen Umständen auch nach Art der gewöhnlichen Sporen mit Austreibung eines Keimschlauches sich zu entwickeln. Ist nun bei diesen Sporen, welche den Vorgang wegen der Grösse ihrer Schwärmer leicht erkennen lassen, eine Theilung des Plasmas möglich, und eine Weiterentwicklung der entstandenen Theile zum neuen Pilz, warum, so sollte man fragen, könnte Aehnliches nicht auch bei andern Sporen vorkommen?

Bei Culturen mit Krankheitsstoffen ist ganz besonders darauf zu sehen, stets nur frische und Bacterien-freie Objecte anzuwenden, wozu sich am besten Blut, welches, frisch vom Körper genommen, nicht mit der Luft in Berührung gestanden hat, eignen dürfte. Wir haben dazu vorher schwach geglühte Impfröhrchen angewendet; darin das Blut aufgefangen; sie dann sofort zugeschmolzen und in das vollkommen gereinigte Culturgefäss geworfen, wo sie dann leicht zerbrochen werden können. Fast in jedem gesunden Blut zeigen sich übrigens oft viele kleine Körperchen in tanzender Bewegung, welche unmöglich von Micrococcus zu unterscheiden sind.

Würde man übrigens bestimmt individualisirte Körperchen als Träger von Krankheitsstoffen im Blut etc. aufzufinden im Stande sein, so muss deren ganze unzweifelhafte Entwicklungs-geschichte bei fortwährender Beobachtung unter dem Mikroscop verfolgt werden. Zu solchen Beobachtungen können aber nur die allerstärksten Vergrösserungen mit Immersion Anwendung finden.

Bei der Anfertigung der Nährsubstrate kann man gar nicht vorsichtig genug sein. Wenn z. B. Hallier bei Cultur von Krankheitsstoffen auf Stärkekleister Tilletia Caries erzog, so mochte dieser Pilz sehr leicht vorher in dem zum Kleister verwendeten Amylum, aus Weizenkörnern bereitet, sich befunden haben und durch das Kochen nicht vollständig getödtet worden sein, so dass er dann nachher sich wieder weiter entwickeln konnte. Dieser Einwurf kann umsomehr leicht gemacht werden, weil es schwierig ist, durch Kochen alle Sporen in dem Kleister vollständig zu vernichten.

Eine ähnliche Bewegung, wie sie der Micrococcus zeigen soll, beobachtet man sehr häufig an kleinen Körperchen bei

Untersuchungen mit dem Mikroscop und sie wird meist als sog. Molecularbewegung betrachtet. Man muss sich also sehr vor Irrthümern hüten. Auch im Inhalte von Zellen, nicht blos bei Pilzen und Algen, sondern auch bei viel höheren Pflanzengebilden, z. B. in dem Innern von Pollenkörnern, kennt man solche Erscheinungen schon lange und hält sie auch hier, um ihr einen Namen zu geben, für eine besondere Art von Molecularbewegung; die Ursachen solcher Bewegungen sind freilich unbekannt.

Die Micrococcus-Theorie verträgt sich in der That schlecht mit den Anschauungen der meisten Naturforscher. Glaubte man doch das Höchste, das Aeusserste geleistet zu haben, als man die einzelne Zelle als Individuum auffasste; hier wird noch viel weiter gegangen; ein unendlich kleines Protoplasmapartikelchen, deren eine Zelle Tausende erzeugt, soll fähig sein, eine ganze Pflanze mit allen ihren Organen, ja nicht nur eine einzige Pflanze, sondern eine ganze Reihe in Folge des Generationswechsels hervorzubringen.

Man sieht, der Micrococcus hat fast Alles gegen sich. Es ist überhaupt fraglich, ob bei der grossen Kleinheit, wie sie derselbe besitzen soll, die optischen Hülfsmittel ausreichend sind, wie sie uns gegenwärtig zu Gebote stehen, um den Streit über die Existenz oder Nichtexistenz dieses Micrococcus wirklich endgiltig und bald zum Abschluss zu bringen.

Möglicherweise könnte die ganze Methode unserer heutigen Untersuchungsweise auf diesem schwierigen Gebiete eine unrichtige sein und es wäre vielleicht ein anderer Weg dabei einzuschlagen.

Unausgesetzte, beharrliche Forschung wird uns aber auch hier endlich zum Ziele führen. Man wird dann auch im Stande sein, diese heimlichen Feinde des Menschen zu bekämpfen, und die Wissenschaft würde damit der Menschheit einen Dienst geleistet haben, welcher sich ihren grössten Errungenschaften würdig an die Seite stellen kann.

Erklärung der in der Mycologie gebräuchlichen Ausdrücke.*)

A.

Acrosporen, Ectosporen, heissen solche Sporen, welche sich von den im Innern von Ascis oder von Sporangien gebildeten Thecasporen dadurch unterscheiden, dass ihre Bildung in freier Luft stattfindet und dass sie auf einer Mutterzelle, der Basidie, aufsitzen. Sie entstehen auf dieser dadurch, dass eine sich immer mehr vergrössernde Ausstülpung gebildet wird, welche sich dann zuletzt durch eine Scheidewand als Spore abgränzt. Die Basidie kann eine Spore erzeugen oder viele in Ketten oder Köpfchen stehende.

Aecidium wurde früher als eigene Pilzgattung aufgeführt. de Bary hat gefunden, dass es in den Entwicklungskreis der Uredineen gehört und als höchst entwickeltste Morphe derselben, als Fructifications-Organ, zu betrachten ist.

Aërophytische Pilze nennt Hallier diejenigen, welche auf der Oberfläche ihres Substrates die Fructificationsorgane zur Entwicklung bringen, gleichviel, ob sie auf lebenden Geschöpfen oder auf abgestorbenen organischen Producten schmarotzen. Die anaërophytischen Pilze dagegen reifen im Innern des Nährbodens, abgeschlossen von der atmosphärischen Luft.

Anastomosen sind am Mycel und den Fruchthyphen der Pilze sehr häufig; benachbarte Fäden legen sich aneinander, die Membranen der Berührungsstellen werden resorbirt und die

---

*) Dieses Verzeichniss enthält eine möglichst vollständige Aufzählung der von bedeutenden deutschen Mycologen auf dem ganzen Gebiet der Pilzkunde gebrauchten Kunstausdrücke; es fehlt also eine Beschreibung einzelner Pilz-Gattungen und Arten, sowie die Erklärung von Bezeichnungen z. B. wie Micrococcus, Arthrococcus, Cryptococcus etc. Darüber s. im Register und im Anhang.

so verwachsenen Hyphen bilden bald dicke Stränge, bald
netzförmig gestaltete Gebilde.

Annulus wird der häutige Ring genannt, welchen das vom Hutrande abgerissene Velum bei den Hutpilzen bildet. Ist derselbe nach unten trichterförmig erweitert, so heisst er a. su-
perus, (s. armilla); ist er dagegen oben weiter als unten,
so wird er a. inferus genannt.

Antheridium heisst das männliche Geschlechtsorgan der Pilze,
welches sich an das weibliche, das Oogonium, anlegt, worauf es von seiner Hyphe als selbstständiges Organ sich abgrenzt. Ob im Antheridium auch Samenkörperchen oder
Spermatozoïden gebildet werden, welche in das Oogonium
eindringen und dieses befruchten, ist noch nicht mit
Bestimmtheit nachgewiesen worden; meist findet die Befruchtung bloss auf diosmotischem Wege statt, wobei das
Anth. bisweilen auch einen Schlauch ins Innere des Oogoniums
hineintreibt. Das A. ist eine Zelle von verschiedener Gestalt, länglich-cylindrisch oder keulig angeschwollen.

Appendiculae heisst de Bary die schlauchförmigen Ausstülpungen
der Aussenwandzellen an den Perithecien bei den Pyrenomyceten, zierlichen Haaren ähnlich sehend.

Archegonium, Oogonium, ist das weibliche Geschlechts-Organ,
welches vom Antheridium befruchtet wird. Es ist eine reich
mit Plasma erfüllte kuglige Zelle, welche sich nach der
Befruchtung mit einer Membran umgiebt, und dadurch zu
einer geschlechtlich entstandenen Spore, Oospore, wird oder
mehrere solche in ihrem Innern ausbildet.

Armilla, Manschette, heisst das vom Hymenium losgerissene
Velum, wie es z. B. beim Fliegenschwamm, Agarius mus-
carius, vorkommt. Dasselbe bleibt in Gestalt eines Trichters
am Stiele des Hutes hängen.

Arthrosporen, Gliedersporen, werden durch succedane Abschnürung auf den Basidien gebildet in Gestalt von Köpfchen,
von einfachen oder verästelten Sporenreihen.

Asci oder Sporenschläuche. Es sind Sporenmutterzellen, welche
meist 8 Sporen durch freie Zellbildung in ihrem Innern
ausbilden. Sie entstehen meist in grosser Anzahl auf einer
Hymenialfläche, wo sie dann häufig von Paraphysen umgeben sind. Ihre äussere Form ist gewöhnlich keulenförmig.
Die in ihnen gebildeten Sporen heissen Ascosporen, (Theca-

sporen) im Gegensatz zu den auf freien Trägern abgeschnürten Basidiosporen. S. Acrosporen.

Ascogonium oder **Carpogonium** nennt de Bary eine Zelle, welche bei den Kernpilzen (Pyrenomyceten) auftritt. Sie ist oft schraubenförmig gewunden, theilt sich später in mehrere Zellen und versieht die Stelle einer Eizelle, indem sie vom Inhalt der an ihr hinaufwachsenden männlichen Zelle, dem Pollinodium, durch diosmotischen Vorgang befruchtet wird, worauf dann aus Ausstülpungen der einzelnen Zellen und Abgliederung die Schläuche, Asci, entstehen.

Autöcische Pilze durchlaufen ihren ganzen Generationswechsel nur auf einem Wirth, während bei den heteröcischen die einzelnen Entwicklungsstadien an ganz bestimmte Nährpflanzen gebunden sind, auf welchen allein ihre Ausbildung stattfinden kann.

Azygosporen entstehen entgegengesetzt den Zygosporen nicht durch Copulation; die Zellen, durch deren Verschmelzung sonst die Zygospore entsteht, bleiben hier frei und bilden sich selbstständig zu derbwandigen Sporen aus, welche auf einer Trägerzelle aufsitzen.

B.

Basidien sind Sporenträger, an deren Spitze durch Abschnürung die Sporen entstehen. Häufig sind noch besondere sterigmen vorhanden. Die Sporen können auf den Basidien einzeln oder in Reihen abgeschnürt werden, in letzterem Falle ist die unterste Spore die jüngste. Ihre Bildung ist ferner entweder gleichzeitig, simultane Basidien, oder es entsteht eine nach der andern, succedane Basidien.

Basidiosporen heissen die auf Basidien ausgebildeten Sporen.

Befruchtungskugel ist die im Protoplasma des reifenden Oogoniums auftretende, durch Fetttropfen dunkel gefärbte Masse. Nach der Befruchtung umgiebt sie sich mit einer Membran und wird dadurch zur Oospore.

Befruchtungsschlauch ist eine schnabelförmige Ausstülpung der Antheridie durch die Oogoniumwand zur Befruchtungskugel. Er vermittelt wahrscheinlich auf diosmotischem Wege die Befruchtung.

Beschleierte Agarici s. Velum.

Bewegliche Sporen = Schwärmsporen.

Bewegung findet in den Zellen sehr häufig statt, besonders in jugendlichen, schnell wachsenden. Die Strömung geschieht auf sehr verschiedene Weise, gewöhnlich an der Grenze des äusseren dichteren Protoplasmas und der innersten Zellflüssigkeit. Es können auch Stränge von strömendem Protoplasma von einer Zellwand zur anderen gehen, wobei die Richtung der Ströme mannigfach wechselt. Der Zellkern wird häufig mit fortgerissen. Diese Strömungen werden durch eine gewisse Temperatur (circa 30°) vermehrt.

Blaufärbung des Pilzfleisches an der Luft kommt besonders häufig bei verschiedenen Boletus-Arten vor. Nach Schönbein rührt es von einem Harz und dem Ozon-Gehalt der Luft her.

Brutzellen, Gemmen, finden sich besonders häufig an den in Flüssigkeiten untergetauchten Hyphen von Mucor Arten. Sie entstehen aber auch in freier Luft, wenn das Mycelium bereits alt und im Absterben begriffen ist. Die Fäden schwellen an einzelnen Stellen stark an, diese Anschwellungen gliedern sich durch Scheidewände ab, sie erhalten eine tonnen- oder birnförmige Gestalt und bleiben lange nach Zerstörung des übrigen Mycels keimfähig, indem sie sich wieder zu typischem Mucor ausbilden können. Bail nannte sie Gonidien. In gährungsfähigen Flüssigkeiten vermehren sich dieselben durch Sprossung und bilden Kugelhefe. Es entstehen dabei, wenn die einzelnen Zellen zusammenhängend bleiben, die verschiedensten, wunderlichsten Formen.

Byssusfäden entstehen an feuchten dunklen Orten. Es ist wahrscheinlich wucherndes Mycelium von verschiedenen Pilzen und trägt niemals Sporen.

C.

Capillitium sind die röhrigen, im Alter meist gefärbten Stränge, welche die Fruchtträger der Bauchpilze (Gastromyceten) durchziehen. Bei der Reife verlieren sie ihren flüssigen Zellinhalt und stellen dann, vermischt mit den Sporen, ein trockenes Haargeflecht dar.

Carpogonium s. Ascogonium.

Chlamydosporen sind derbwandige, mit dunklem Inhalt erfüllte Sporen. Woronin beobachtete sie z. B. am Mycelium von Ascobolus, und Coemans beschreibt unter diesem Namen Sporen, welche auch von einem dichten Fadengeflecht umgeben sind und die er zu Pilobolus rechnet. Es ist aber zweifelhaft, ob diese bei Pferdemistkulturen oft massenhaft auftretenden Sporen wirklich dahin zu zählen sind.

Cilien sind peitschenförmige Organe, welche, eines oder mehrere, von der Oberfläche der Schwärmsporen abgehen, lebhaft hin- und herschwingen und auf diese Weise die Bewegung der letzteren vermitteln.

Collenchym, Leimgewebe, eine knorpliche Faserschicht, welche im Wasser stark aufquillt, wodurch sie ein gallertartiges Ansehen erhält. Solches Gewebe findet sich im Behälter von Gastromyceten.

Columella, Mittelsäulchen. Es ist die kopfförmig ins Innere der Sporangien bei den Mucorineen hineinragende Querwand, welche die Fruchthyphe vom Sporangium abgrenzt. Bringt man ein reines Mucorköpfchen in's Wasser, so wird die Sporangiumwand zerstört und die Columella frei gelegt.

Conceptacula, Perithecien, Pyrenien, heissen die rundlichen, keulen- oder krugförmigen Fruchtbehälter der Pyrenomyceten, innerhalb welcher die Asci mit den Sporen gebildet werden. Oft sind sie mit einem Hals versehen; sie bestehen aus mehreren Schichten, deren äusserste, die Rindenschichte, mit mannigfach gestalteten Haaren besetzt ist.

Conidien heissen die einzeln, in Köpfchen oder in Ketten, gewöhnlich von Sterigmen abgeschnürten, ungeschlechtlichen Fortpflanzungszellen, wie sie z. B. bei Penicillium gebildet werden. S. Acrosporen.

Cortina, Vorhang, ist der abgerissene, in Fetzen am Hutrande herabhängende Schleier der Hymenomyceten. S. Velum.

Copulation ist ein der geschlechtlichen Befruchtung sich anschliessender Process. Sie findet z. B. bei Syzygites megalocarpus, einem Pilze, welcher auf verwesenden Hymenomyceten sich findet, in der Weise statt, dass je zwei sich gegenüberliegende Hyphen eine Aussackung treiben, die keulenförmig wird, Fruchtkeule genannt. Die Enden der beiden Zellen grenzen sich als selbstständig von ihren Trägerzellen, Suspensoren, ab, wachsen an einander, die Zwischenwand wird resorbirt und es entsteht so aus dieser Copulationszelle eine mit starkem Epi- und mit Endosporium versehene Zygospore, welche von den Suspensoren getragen wird.

Copulationszelle s. Copulation.

Cupula heisst der fleischige Theil der Discomyceten und Ascomyceten, auch Stroma genannt. Die Cupula ist das ascustragende Product der geschlechtlich sich befruchtenden Zellen des Myceliums.

Cylinderconidien nennt de Bary wegen ihrer cylindrischen Gestalt die Zellen, welche von den Keimschläuchen verschiedener Pilze abgeschnürt werden, die durch die Haut von Insecten ins Innere des Körpers derselben eingedrungen sind.

Cystiden sind eigenthümliche blasige Zellen, welche auf dem Hymenium der Hutpilze vorkommen. Sie wurden früher für männliche Organe, Antheridien, Pollinarien, gehalten, scheinen aber nichts als Haarbildung oder Paraphysen zu sein.

D.

Dauermycelium besteht aus verdicktem, vereinigtem Pilzgewebe, welches geeignet ist, lange Zeit den Natureinflüssen zu widerstehen und so die Art zu erhalten. Es bildet die sog. Sclerotien, knollenförmige Körper, welche im Innern meist eine pseudoparenchymatische Structur und aussen eine derbe, gefärbte Rindenschicht besitzen.

E.

Ectosporen, s. Acrosporen.

Einschlag, s. Trama.

Eizelle, s. Oogonium.

Ejaculation oder Eructation heisst derjenige Process, welcher bei den mit Ascis versehenen Pilzen bei der Reife derselben eintritt. Die wässrige Flüssigkeit im Ascus wird fortwährend vermehrt, wodurch derselbe sehr ausgedehnt wird, bis endlich der Druck im Verein mit dem der übrigen im Hymenium befindlichen Asci zu stark ist und die Membran an einer gewöhnlich vorhandenen dünneren Rissstelle gesprengt wird, worauf die Sporen sich entleeren, während die zusammenschnurrende Haut des Ascus unter die Hymenialfläche zurückkehrt.

Endophytische Pilze sind solche, welche ihr Mycelium im Innern ihrer Nährpflanze auf Kosten derselben ausbreiten und blos behufs der Sporenbildung die Epidermis durchbrechen.

Endosporium ist die meist farblose, zarte Innenhaut solcher Sporen, welche eine deutliche Sonderung von Innen- und Aussenhaut erkennen lassen.

Epiphragma, Deckelhülle, ist eine bei den Nidularieen vorkommende dünne Schichte der Peridie, welche den Scheitel derselben in unreifem Zustande überkleidet. Bei der Reife, wo sich der Pilz ausdehnt und eine becherförmige, nach oben erweiterte Gestalt annimmt, wird diese Schicht zerrissen und verschwindet.

Epiphytische Pilze heissen solche, welche auf der Oberfläche ihrer Wirthe sich ansiedeln, und zum Zwecke der Aufnahme von Nahrung Haustorien durch die Epidermis in's Innere der Nährpflanze einsenden.

Epiplasma nennt de Bary diejenige Modification des gewöhnlichen Protoplasmas, welche nach der Ausbildung der Sporen in den Ascis erscheint, und sich durch glänzendes Ansehn und roth- bis violettbraune Jodreaction auszeichnet.

Episporium seu **Exosporium** nennt man die Aussenhaut der Sporen. Sie ist meist von derber Beschaffenheit, oft gefärbt und mit verschiedenen Prominenzen an der Aussenseite versehen.

Erismata ist Massalongo's Bezeichnung für Sterigmen, s. d.

Eructation s. Ejaculation.

Exosporium s. Episporium.

F.

Fortpflanzungs-Zellen finden sich bei den Pilzen ebenso, wie bei den meisten übrigen Pflanzen solche auf geschlechtlichem und auf ungeschlechtlichem Wege entstandene. Sie veranlassen durch Keimung, Sprossung etc. die Entstehung neuer Individuen.

Fruchthyphen oder **Fruchtfäden** sind Abzweigungen aus dem Mycelium, welche nur aus einem Faden bestehen und an ihrer Spitze die Sporen ausbilden.

Fruchtkeulen s. Copulation.

Fruchtkörper ist ein durch Vereinigung mehrerer Pilzfäden entstandener Fruchtträger im Gegensatz zu den Fruchthyphen. Bildet sich das Hymenium auf der äusseren Seite des Fruchtkörpers aus, so heisst er gymnocarp, bildet es sich im Innern aus, angiocarp.

Fruchtschichte s. Hymenium.

Fruchtträger oder **Fruchtboden** = Receptaculum.

Funiculus heisst der Hyphenstrang, mit welchem bei den Nidularieen die Sporangien an der Innenseite der Peridie angeheftet sind.

G.

Gemmen s. Brutzellen.

Generations-Wechsel. Man versteht darunter die in den letzten Jahrzehnten aufgefundene Erscheinung, dass viele Pflanzen und Thiere im Stande sind, in verschiedenen Formen und mit verschiedenen Fortpflanzungs-Organen aufzutreten. Es zeigt sich dabei eine regelmässige Abwechslung, so dass z. B. nach dem Erscheinen von 2 oder 3 Formen wieder die erste zum Vorschein kommt. Bei den Pilzen findet sehr häufig ein solcher Generationswechsel statt.

Gleba wird bei den Gastromyceten die Gewebemasse genannt, welche innerhalb der Peridie sich findet. Sie besteht aus einer Innenschicht und den an beiden Seiten anliegenden Hymenialflächen. An ihr sind die Sporen tragenden Basidien aufgesetzt und sie durchzieht, Kammern bildend, den ganzen Fruchtbehälter.

Glomeruli, Knäuel, sind die vielgliedrigen Sporenanhäufungen, wie sie durch succedane köpfchenweise Abschnürung bei vielen Fadenpilzen, z. B. bei Botrytis, gebildet werden.

Gonidien s. Brutzellen.

H.

Haustorien, Haftorgane, Saugwarzen, sind lappige Aussackungen an den Mycelfäden mancher Pilze, womit sie sich fest an die Epidermis oder, wenn sie sich in den Intercellularräumen befinden, an die Zellwände anlegen, diese durchbrechen und in's Innere derselben eindringen. Man unterscheidet H. exappendiculata, wo die in die Zelle eindringende Saugwarze an der Spitze keulig anschwillt, während bei den H. appendiculatis an der Spitze dieser keuligen Anschwellung noch ein dünner Fortsatz ausgetrieben wird. Die H. lobulata haben viele solcher lappiger Fortsätze.

Heteröcische Parasiten s. autöcische P.

Hylus ist eine Pore oder ein Tüpfel, welcher sich im Scheitel mancher Sporen findet, und durch welchen der Keimschlauch hervorgetrieben wird. Oft finden sich mehrere solcher Tüpfel auf dem Umkreis der Sporenhaut vertheilt.

Hymenialschichte nennt man die fruchttragende Fläche der Pilze, s. Hymenium.

Hymenium, Schlauch- oder Sporenschichte, heisst die flächenartige Ausbreitung des Pilzkörpers, in welche die Endververzweigungen der Hyphen desselben auslaufen. Auf diesen Hyphen entstehen dann entweder Sporenschläuche mit Paraphysen oder Basidien, auf welchen die stets ungeschlechtlichen Sporen gebildet werden.

Hymenophorum, Schlauchschichtträger oder Sporenschichtträger, ist der Theil des Fruchtkörpers, welcher die Grundlage für das Hymenium bildet, aber selbst keine Sporen trägt.

Hyphae sind die Fäden, aus welchen der Pilzthallus zusammengesetzt ist. Es sind lange, schlauchförmige Zellen mit Spitzenwachsthum, aus einer Zelle oder aus Zellreihen bestehend.

Hyphasma, Flockenmasse, ist Wallroth's Bezeichnung für Mycelium.

Hypopodium, Hypostroma, Hypothallus sind Ausdrücke für ein Mycelium, dessen einzelne Fäden zu einem Polster vereinigt sind. Es besteht bald aus rundlichen, bald aus langgestreckten Zellen.

I.

Innenhaut s. Endosporium.

Involucrum nennt N. v. Esenbeck die Peridie der Phallus-Arten.

K.

Keimfaden, Keimschlauch heisst die Ausstülpung der keimenden Sporen in Gestalt einer oder mehrerer Hyphen, welche sich durch Spitzenwachsthum verlängern und, sich verzweigend, zum Mycelium heranwachsen, s. Promycelium.

Keimporen sind helle, lichte Flecken auf der Sporenhaut, an welchen die Membran verdünnt ist und durch welche das Austreiben des Keimschlauches stattfindet.

Keimung der Pilzsporen findet in viererlei Formen statt: 1. treiben sie einen gewöhnlichen Faden aus; 2. bilden sie einen Vorkeim, der secundäre Sporidien abschnürt; 3. bilden sie hefeartige Sprossungen; 4. die Spore theilt sich durch Scheidewände und keimt dann erst. Die einzelnen Abtheilungen solcher Sporen keimen jede für sich direct oder sie bilden noch ein Promycelium.

Kranzkörperchen werden die Hförmig sich verbindenden, in einem Wirtel stehenden Sporidien von Tilletia Caries und andern Ustilagineen genannt.

L.

Lamellen heissen die stark vorspringenden, dünnen Platten, welche die Unterseite des Hutes bei den Agaricus-Arten auszeichnen. Die äusseren Seiten dieser Lamellen bilden die Hymenialflächen, auf welchen die Sporen hervorgebracht werden. Die Lamellen verlaufen entweder radial vom Stiele zum Hutrand, oder sie bilden concentrische Kreise, oder sie sind netzartig mit einander verbunden.

Loculamenta heissen die Kammern im Innern der Lycoperdaceen, welche mit den Basidien ausgekleidet sind, an denen die·Sporen hervorkommen.

M.

Macroconidien, auch Macrosporen nennt Hallier die bei der Cultur von Penicillium crustaceum auf sehr stickstoffreichem Boden in der Luft entstehenden grossen Sporen, welche wohl als eine Missbildung der gewöhnlichen Sporen anzusehen sind. Hallier ist aber der Meinung, dass durch diese Sporen ein allmähliger Uebergang des Penicillium zu Mucor vermittelt werde. Im Innern von Stärkekleister sollen diese Macroconidien in die gegitterten Sporen von Tilletia Caries übergehen.

Macrosporen s. Macroconidien.

Merenchym ist eine Form des Parenchyms; alle Zellen sind einander an Grösse so ziemlich gleich, aber von runder oder ovaler Gestalt. Es entsteht durch unvollständige gegenseitige Berührung der Zellen.

Merisporen, Theilsporen. Sie entstehen aus solchen Sporen, welche durch Querwände in eine Reihe von Gliedern getheilt sind, wie es z. B. bei den Sporen in den Ascis von Cordyceps militaris der Fall ist. Nach der Ejaculation zerfällt die Spore in ihre einzelnen Abtheilungen, bildet Theilsporen und jede derselben treibt selbstständig einen Keimschlauch.

Microgonidien nennt Karsten sehr kleine, entwicklungsfähige Zellchen, welche theils in sich zersetzenden grossen Zellen gebildet werden und dann dem Micrococcus Hallier's ähnlich sind, oder die auch direct von Mycelium oft in langen Reihen abgeschnürt werden.

Microcysten sind die Ruhezustände der Schwärmer der Myxomyceten.

Microstylosporen nennt Woronin die Stylosporen, welche er in den Pycniden von Sordaria coprophila gefunden hat, und welche sich durch ihre besondere Kleinheit auszeichnen.

Mittelsäule s. Columella.

Monocarpische Pilze, s. Polycarpische Pilze.

Mycelium. Mit diesem Namen wird das Hyphengewebe bezeichnet, welches aus den Keimfäden der Sporen durch Ausbreitung und Verzweigung derselben entsteht. Das Mycelium wuchert im oder auf dem Boden des Nährsubstrates, es vertritt bei den Pilzen die Stelle der Wurzel und von ihm aus erheben sich die fruchttragenden Fäden oder ein Complex von solchen, die Fruchtkörper. Seine Lebensdauer kann eine längere, oft Jahre lange sein, meist aber ist es bald vergänglich. S. Dauermycelium.

Mycologie, (ὁ μύχης, der Pilz,) Pilzkunde.

O.

Oogonium ist das weibliche Geschlechtsorgan der Pilze. Es sind meist kugelförmig angeschwollene, protoplasmareiche Zellen, welche an einem Stielchen oder Mycelfaden aufsitzen. Bei der Reife sondern sich im Innern aus dem Protoplasma eine oder mehrere runde Kugeln aus, die keine Membran besitzen und Befruchtungskugeln heissen. Die Membran bekommen diese Kugeln erst, wenn die Antheridie den Befruchtungsschlauch durch die Oogoniumwand bis an ihre Oberfläche getrieben hat.

Oospore heisst die befruchtete, mit einer Cellulosemembran umgebene Befruchtungskugel in den Oogonien. Oft bilden sich mehrere solcher Oosporen in der weiblichen Zelle, sie lassen im reifen Zustande Epi- und Endosporium erkennen und machen eine längere Ruhezeit durch, bevor sie keimen.

Ostiolum ist die Mündung des Peritheciums der Kernpilze. Aus ihr treten die Asci im reifen Zustande heraus, vermischt mit Schleim und bleiben dann oft als Ranken vor dem Ostiolum hängen. Dieses ist theils kurz, theils mit einem langen Halse versehen und auf der Innenseite oft mit dichten Haaren, Periphysen, besetzt.

P.

Paraphysen sind ein- oder mehrzellige haarähnliche Organe, meist an der Spitze keulig angeschwolllen, welche mit den

Ascis von den hymenium-tragenden Hyphen entspringen und zwischen jene eingeschoben sind.

Paraphysenhülle, Pseudoperidie, nennt man die aus einer einfachen Reihe parenchymatischer Zellen bestehende Hülle, welche bei den Aecidiumformen der Uredineen das Hymenium und die von ihm ausgehenden Sporenreihen umgiebt. Diese Hülle vergrössert sich mit dem Wachsthum der Sporen, bei der Reife wird die oberste Schichte durchbrochen und das Aecidium nimmt dann eine becherförmige Gestalt an.

Parasitische- oder **Schmarotzer**-Gewächse heissen diejenigen Pflanzen, welche zu ihrer Entwicklung theils lebender, theils abgestorbener anderer Organismen bedürfen. Sie sind also auf vorgebildete organische Verbindungen angewiesen und nehmen ihre ganze Nahrung aus denselben auf. Dadurch bewirken sie, wenn sie sich auf gesunden Pflanzen oder Thieren ansiedeln, eine Desorganisation und schliessliche Zerstörung der betreffenden Theile, welche sie befallen.

Parastade heisst die Basis der Peridie bei der Gattung Lycoperdon, welche nach Zerstörung des oberen sporentragenden Theiles derselben zurückbleibt.

Periderma s. Peridium.

Peridiolum heisst die Blase, in welcher bei den Mucorineen die Sporen gebildet werden, s. Sporangium.

Peridium, Uterus, Periderma ist das rundliche, sackartige, im Anfang geschlossene Gehäuse des Fruchtkörpers der Gastromyceten. Es ist meist aus mehreren Schichten zusammengesetzt, und man unterscheidet P. externum und P. internum. Die innere Peridie ist zart, sie öffnet sich in verschiedener Weise bei der Reife; die äussere ist derb, häufig mit Haaren oder hervortretenden Warzen und Stacheln besetzt.

Perithecium = Conceptaculum.

Plasmodium heissen die eigenthümlichen, rahmartigen Protoplasmamassen, aus welchen die Sporenbehälter der Myxomyceten entstehen. Sie zeigen eine kriechende Bewegung.

Pleocarpisches Mycelium heist ein solches, welches perennirt und jährlich zu bestimmten Zeiten neue Fruchtträger entwickelt; monocarpisches Mycelium erzeugt solche nur während einer einzigen Vegetationsperiode. Derselbe Unterschied findet zwischen polycarpischen und monocarpischen Pilzen statt.

Pleomorphie. Damit bezeichnet man die Eigenschaft vieler

6

Pilze, in mehreren Formen auftreten zu können. Von diesen Formen mit verschiedenen Reproductionsorganen nimmt gewöhnlich eine die höchste Stelle ein und ist meist durch einen geschlechtlichen Vorgang entstanden. Der Uebergang von einer Form in die andere lässt sich meist nachweisen, und häufig ist man im Stande, an ein und demselben Mycelfaden mehrerlei zu einem Pilze gehörige Formgenera zu beobachten. Durch die Entdeckung dieses Polymorphismus der Pilze wurden viele früher getrennt beschriebene Arten in eine einzige vereinigt.

Pollinarien s. Cystiden.

Pollinodium s. Ascogonium.

Polymorphismus = Pleomorphie.

Pori kommen häufig auf der Haut der Sporen vor. Es sind Verdünnungen der Membran und den Tüpfeln höherer Pflanzen vergleichbar. Doch heissen auch die Röhren der Polyporus- und Boletus-Arten Pori (s. Tubuli). Vgl. auch Keimporen.

Promycelium, Vorkeim, ist ein Keimschlauch mit begrenztem Längenwachsthum. Er assimilirt nicht; zu seiner Entwicklung wird der Inhalt der Spore verwendet. Er schnürt secundäre Sporen, Sporidien, ab, welche dann auf gewöhnliche Art keimen.

Propagations-Organe nennt man solche, welche blos der Vermehrung und grösseren Verbreitung eines Pilzes auf ungeschlechtlichem Wege dienen, während Fructificationsorgane die bei der geschlechtlichen Fortpflanzung auftretenden genannt werden.

Pseudoparenchym heisst de Bary das dem gewöhnlichen Parenchym ähnliche Gewebe der Pilze. Es entsteht aus den Zellfäden, woraus ja alles Pilzgewebe gebildet ist, durch Ausdehnung und Verschiebung derselben. Dasselbe bildet besonders die Oberfläche grösserer Pilze.

Pseudoperidie s. Paraphysenhülle.

Pseudopodien heissen die Plasmafortsätze, welche die Schwärmer der Myxomyceten bei ihrer Bewegung ausschieben und einziehen.

Pycniden nennt man die auf dem Mycel von Pyrenomyceten, sowie auch bei den Flechten vorkommenden Fruchtbehälter, welche in ihrem Innern auf stielförmigen Basidien Sporen, sog. Stylosporen, erzeugen. de Bary hat nachgewiesen, dass diese Pycniden nicht zum Entwicklungskreis der

Pyrenomyceten gehören, sondern von einem im Innern des Mycels derselben wuchernden zweiten Parasiten, dem Cicinnobolus, gebildet werden. Auch bei den Flechten werden sie wohl besser als Spermogonien bezeichnet.

Pyrenien = Conceptacula.

R.

Receptaculum, Thalamium, Fruchtboden, heisst derjenige Theil höherer Pilze, welcher, aus einer engen Vereinigung von Hyphen bestehend, die Fortpflanzungsorgane trägt.

Rhizinen, Haftfasern, dringen, zarten Wurzelspitzen ähnlich, in den Nährboden und vermitteln die Aufnahme der Nahrungsstoffe.

Rissstelle bezeichnet einen Punkt oder ein Streifchen im Scheitel des Ascus, wo die Membran weniger dicht und dehnbar ist, so dass sie hier, oft in Gestalt eines Deckels, zerrissen wird, worauf dann durch die Oeffnung die Sporen mit einem Theil des Protoplasmas hervorschnellen.

S.

Saprophyten, Fäulnissbewohner, nennt de Bary solche Pilze, welche sich auf leblosen organischen Substanzen und deren Zersetzungsproducten ansiedeln, zum Unterschied von den Parasiten, welche auf lebenden Organismen zur Entwicklung gelangen.

Sclerotium s. Dauermycelium.

Schlauchschichte s. Hymenium.

Schnallenzellen finden sich häufig an septirten Hyphen, indem eine von zwei, durch eine Querwand getrennten Zellen, eine Ausstülpung hervortreibt, wie einen Ast, welche aber kurz bleibt und sich halbkuglich fest an die Wand der andern Zelle anlegt, so dass ein kleines Oehr entsteht.

Schwärmsporen sind nackte, einer Cellulosemembran entbehrende Protoplasmakörper, welche in Sporangien durch Theilung des Inhalts derselben gebildet werden. Nach dem Ausschlüpfen aus der zerrissenen Sporangiumwand bleiben sie manchmal ruhig vor demselben liegen, bisweilen häuten sie sich nochmals, meist aber zeigen sie eine selbstständige, lebhaft rotirende oder schraubenförmige Bewegung, welche durch schwingende Cilien vermittelt wird. Diese Bewegung dauert mehr oder minder lang, und nach ihrem Aufhören setzt sich die Schwärmspore fest, umgiebt sich mit einer

Membran und treibt einen Keimschlauch. Durch Tödten der Schwärmer mit Jodtinctur werden die Cilien sichtbar gemacht.

Solitärsporen nennt man solche, welche abgesondert von den übrigen, in gemeinschaftlichen Häufchen entstandenen, vereinzelt an abgelegenen Stellen zum Vorschein kommen.

Spermatien sind kleine, meist stabförmige, oft halbmondförmig gekrümmte, farblose Körperchen, welche in grosser Menge in besonderen rundlichen Behältern, den Spermogonien, gebildet werden. Ihre Bedeutung ist noch unsicher, einige halten sie für männliche Sporen, Androsporae; für viele ist es noch nicht gelungen, sie zum Keimen zu bringen.

Spermatocalia nennt Massalongo die Spermogonien.

Spermatozoïden, Samenkörperchen. Es sind die befruchtenden kleinen Körperchen, welche in den Antheridien gebildet und beim Geschlechtsvorgang in's Oogonium entlassen werden. Bei Pilzen hat man sie, obwohl sie wahrscheinlich öfters vorhanden sind, noch nicht mit Sicherheit auffinden können.

Spermogonien, Spermatocalia, sind convexe, polsterförmige, meist aber rundliche Gehäuse, welche in das Gewebe ihres Wirthes eingesenkt sind, und eine Form im Entwicklungskreis des zugehörigen Pilzes ausmachen. Ihre Innenseite ist mit einer Hymenialfläche bekleidet, auf welcher in grosser Menge die Spermatien abgeschnürt werden und später, mit Gallerte vermischt, als Kugeln oder rankenförmige Massen aus der Mündung des S. hervortreten.

Sphacelia bezeichnet die erste Entwicklungsstufe des Mutterkorns. Sie stellt eine weisse Pilzmasse dar, aus farblosen Hyphen gebildet, und durch ihre Ausbreitung überzieht sie die Fruchtknoten der Grasblüthen vollständig, bis sie dann von dem Sclerotium, dem eigentlichen Mutterkorn, von unten her verdrängt und in die Höhe geschoben wird, worauf sie vertrocknet.

Sporae septatae, multiloculares, compositae, cellulosae nennt man Sporenkörper, bei welchen durch Scheidewandbildung die Mutterzelle in mehrere Fächer getheilt worden ist. Es entstehen so zusammengesetzte Sporen, Sporenbündel, Sporidesma, deren Glieder aber die Eigenschaften einzelner Sporen besitzen, d. h. sie können in einen Keimschlauch auswachsen.

Sporangiolen, nennt man die kleinen, nur wenige Sporen einschliessenden Sporangien, welche neben einem bei weitem grösseren Sporangium an ein- und demselben Pilze vorkommen, wie es z. B. bei Thamnidium elegans, einer Mucorinee, der Fall ist, wo seitliche, dichotomisch verzweigte Aeste zahlreiche Sporangiolen hervorbringen, während die Haupthyphe ein endständiges grosses Sporangium trägt.

Sporangium, Sporenbehälter, heissen die blasigen Sporenmutterzellen, aus deren Plasmainhalt sich theils durch simultanes Zerfallen in viele kleine Parthieen, theils durch ächte Zelltheilungen mit Scheidewandbildung eine grosse Anzahl von Sporen entwickeln, welche dann später durch Sprengen oder durch allmählige Auflösung der Sporangiumwand frei werden.

Spore, Spora, im Allgemeinen nennt man jede einzelne geschlechtliche oder geschlechtslose Fortpflanzungszelle der Pilze. Gleichgültig also, ob diese Zellkörperchen einzeln, in Ketten oder in Knäulchen auf Basidien, oder ob sie im Innern von Sporangien oder Ascis entstanden sind, heissen sie alle Sporen und je nach ihrem Ursprung erhalten sie dann verschiedene Beinamen. Ihr gemeinschaftliches Kennzeichen ist, dass sie im Stande sind, in einen oder mehrere Keimschläuche auszuwachsen. Die Sporen besitzen die verschiedenste Gestalt; ihre Oberhaut ist bald farblos, glatt, bald gefärbt und mit mannigfachen Verdickungen versehen.

Sporenkörper s. Sporae septatae.

Sporenplasma ist das farblose, feinkörnige, schleimige Protoplasma, welches das Innere der unreifen Sporangien erfüllt und aus welchem die Sporen entstehen.

Sporidangien nennt Caspary blasenförmige Behälter, welche zahlreiche, stabförmige Sporidien enthalten, und die auf einigen Peronosporeen im Parenchym der Nährpflanze sich vorfinden. Es sind Pycniden, die nicht in die Entwicklung dieser Peronosporeen gehören.

Sporidesma s. Sporae septatae.

Sporidien nannte man früher die zusammengesetzten Sporenkörper. Jetzt bezeichnet man damit überhaupt sehr kleine Sporen. Man versteht darunter auch die vom Promycelium abgeschnürten secundären Sporen. s. Promycelium.

Sporisorium nennt Link die Sporenbildungszellen oder Basidien.

Sporoiden heisst Hallier angeschwollene Micrococcus - Zellen, welche, je nach dem Substrat zu keimen oder zu sprossen beginnen.

Sporophores, Sporenträger = Basidie.

Sterigmen nennt man Ausstülpungen in Gestalt von pfriemenförmigen Stielchen, welche auf dem Scheitel der Basidien entstehen und auf welchen die Sporen gebildet werden.

Stolones sind unfruchtbare Ausläufer des Mycels, welche sich entweder in die Luft erheben, oder über das Substrat hinkriechen. Sehr schön sind sie bei Mucor stolonifer zu sehen.

Stratum fructificans s. Trama.

Stroma, Fruchtpolster, Pilzlager, heisst der mehrere Perithecien enthaltende gemeinsame Träger der Pyrenomyceten. Er besitzt verschiedene Gestalt, ist kuglig, becher- oder polsterförmig, bisweilen verzweigt. Seine Structur ist fest, meist ist er verholzt und dunkel gefärbt. Im Allgemeinen heisst Stroma überhaupt das fleischige Hyphengeflecht, welches die Grundlage der sporenbildenden Schichten ausmacht.

Stylosporen heissen die kleinen Sporen, welche sehr zahlreich an der Innenwand der Pycniden auf den Enden der Hyphen abgeschnürt werden. Oft kommen bei derselben Species zweierlei Formen vor, die als Micro- und Macrostylosporen unterschieden werden.

Suspensor, Trägerzelle, s. Copulation.

Subhymeniales Gewebe ist die dicht verflochtene und reich büschelig verästelte Schichte der höheren Pilze, welche unmittelbar die sporentragenden Basidien hervorbringt.

T.

Tela contexta bezeichnet ein aus dicht verschlungenen und vielfach sich kreuzenden Fäden bestehendes Pilzgewebe.

Teleutosporen heissen die derbwandigen, zweifächerigen Sporen von Uredineen, welche im Herbste an Stelle der Uredosporen gebildet werden und überwintern, worauf sie im Frühjahr keimen unter Entwicklung eines Promyceliums und Abschnürung von Sporidien.

Tetraden sind die gewöhnlich in Vierzahl auf den Basidien der Gattung Agaricus stehenden Sterigmen, auf welchen die Sporen abgeschnürt werden.

Thalamium s. Receptaculum.

Thallus, Thallom ist der gesammte aus Fäden zusammengesetzte vegetative Körper der Pilze.

Thecae, Sporenschläuche, = Asci.

Thecasporen heissen die in Ascis oder in Sporangien, wie bei

Mucor, ausgebildeten Sporen. In letzterem Falle nennt sie Hallier auch Thecaconidien.

Theilspore s. Merispora.

Trama, Einschlag, ist die mittelste, aus dichten Fäden bestehende Schichte der Lamellen bei den Agaricineen. Diese Schichte ist von dem subhymenialen Gewebe oder der Fructificationsschichte, stratum fructificans, überkleidet und sie ist als eine Verlängerung der Hyphen des Marktheiles in die Lamelle hinein anzusehen.

Tubuli heissen die Röhren bei Polyporus und Boletus, mit welchen die Unterseite derselben bedeckt ist. Auf ihrer Innenseite tragen diese Röhren die Basidien mit den Sporen.

U.

Uredosporen sind die als Propagationsorgane im Entwicklungskreis der Uredineen dienenden, länglich-ovalen, einzelligen, derbwandigen Sporen, welche entstehen, wenn die Aecidiumsporen auf Gräsern zur Keimung gelangen. Uredo wurde früher als eigene Gattung beschrieben, s. Teleutosporen.

Uterus = Peridium.

V.

Velum, Schleier, auch Involucrum, heisst die Hülle, welche die Fruchtkörper vieler Arten der Gattung Agaricus im Jugendzustande überzieht. Umschliesst sie sackartig den ganzen Hut, wo sie dann bei der Entfaltung desselben durchrissen wird, so heisst sie velum universale oder volva. Bedeckt sie aber nur die Hymenialfläche, so wird sie velum partiale genannt. Es wird dieses ebenfalls bei der Reife zerrissen und bildet dann das velum im engern Sinne: am Hutrande die Cortina, Vorhang; am Stiele die armilla, Manschette.

Volva s. Velum.

Vorhang s. Velum und cortina.

Vorkeim s. Promycelium.

Z.

Zoosporangium heisst ein solches Sporangium, in welchem durch Zerklüftung des Inhalts zahlreiche, meist lebhaft bewegliche Zoosporen ausgebildet werden.

Zoospore = Schwärmspore.

Zusammengesetzte Sporen s. Sporae septatae.

Zygospore s. Copulation.

Anhang.

Beschreibung einiger der am meisten verbreiteten Schimmelpilze.

Aspergillus glaucus, der Kolbenschimmel, ist einer unserer häufigsten Pilze. Er wächst auf Obst, Speisen etc., liebt trockneren Boden als der Pinselschimmel und findet sich in Colonieen von grünlicher oder weisslichblauer Farbe, zierlich seine zahlreichen Conidienköpfchen in die Luft streckend. Hauptsächlich unterscheidet er sich dadurch vom Penicillium, dass die vom ebenfalls durch Scheidewände getheilten Mycelium sich erhebenden Fruchthyphen sehr wenig septirt und an der Spitze zu einer keuligen Basidie angeschwollen sind. An dieser treten nach allen Seiten die Sterigmen hervor, welche Reihen von Conidien abschnüren. Die Conidien besitzen ein feinstachliges Episporium.

Mit Aspergillus glaucus an einem Mycelium vorkommend, also zu ihm gehörig, findet sich das früher für selbstständig gehaltene Eurotium herbariorum. Einzelne Zellen des Mycels nemlich entwickeln bei günstigen Verhältnissen kurze Zweige, die sich korkzieherartig einrollen. Die Windungen legen sich zu einer konischen Schraube zusammen und theilen sich dann durch Scheidewände. Von unten wachsen nun neue Zweige an dieser Schraube entlang bis an die Spitze und es findet zwischen Schraube und einem dieser Zweige durch diosmotischen Vorgang ein geschlechtlicher Inhaltsaustausch statt. Die Schraube ist also als weibliches Organ, Ascogonium; die Seitenzweige dagegen sind als männliches, Pollinodium, anzusehen. Es entsteht durch seitliche Ausstülpungen und Theilungen der Pollinodien eine bald allseitig das Ascogonium umgebende parenchymatische Hüllschichte, während die Schraube ebenfalls in ihrem

innern Hohlraum sich verzweigt. Die oberste Zelle an letzteren
Zweigen bildet sich zu Sporenschläuchen aus, in welchen durch
freie Zellbildung 8 Sporen entstehen. Die Membran der Asci
wird bei der Reife resorbirt und die Sporen finden sich frei in
dem dann kugligen, mit der gelbgewordenen Aussenwand bedeckten Perithecium.

Aspergillus ist die Conidienform des durch geschlechtliche
Befruchtung entstandenen Peritheciums von Eurotium. de Bary
nennt wegen der Zusammengehörigkeit von Eurotium und Aspergillus den Pilz Eurotium Aspergillus glaucus.

Mucor Mucedo Fres. und M. racemosus Fres.,
Blasenschimmel, sind beide wahrscheinlich Varietäten einer
Species. Sie finden sich sehr häufig auf Excrementen und
Speiseresten. Von einem reich verzweigten, langfädigen, erst
im Alter septirten Mycelium erheben sich die Fruchthyphen,
welche an der Spitze blasig angeschwollen sind. Diese Blase
heisst Columella, sie ist von der Hyphe durch eine Querwand
abgeschlossen. Die Columella wird allseitig von der Wand des
Sporangiums umgeben und in dem zwischen beiden befindlichen
Plasma entstehen durch Zerklüftung desselben sehr zahlreiche
Sporen, welche durch Platzen oder Auflösen der Sporangiumwand frei werden. Ausser dieser Art der Fortpflanzung findet
sich bei Mucor stolonifer Lk. = Rhizopus nigricans Ehrbg. noch
die Zygosporenbildung, die an Mycelästen stattfindet, welche
auf der Oberfläche des Substrats sich reich verzweigen und
vielfach kreuzen. s. Copulation.

Oïdium lactis Fres. bezeichnet einen Schimmelpilz,
welcher besonders auf saurer Milch und thierischen Excrementen
sich findet. Er bildet stramme, horizontal verzweigte Mycelfäden, ist schneeweiss und am Mycel erheben sich Aeste als
Conidienträger. Letztere erreichen eine bestimmte Länge, worauf sie ihr Spitzenwachsthum einstellen und sich mit Aus-
nahme des untersten Theiles, in länglich viereckige Glieder,
die Conidien, theilen. Dieselben lösen sich bei der Reife theilweise von einander, wodurch die Reihe zickzackartig hin- und
hergebogen wird, und endlich zerfallen sie vollständig. Obgleich
man mit Sicherheit annehmen darf, dass Oïdium nur die Fruchtform eines höheren Pilzes ist, konnte seine Zusammengehörigkeit mit einem solchen doch noch nicht mit Sicherheit erkannt werden.

Penicillium glaucum Lk. seu **Penicillium crusta-ceum Fres**, der gemeine Pinselschimmel, findet sich ausserordentlich häufig; er ist Kosmopolit und bildet, oft in Gesellschaft mit Aspergillus, alle die erst weissen, dann graublauen oder schmutzig grünblauen Ueberzüge, welche im gemeinen Leben Schimmel genannt werden und auf eingemachten Früchten etc. so häufig zu finden sind. Von einem septirten, reich verästelten, cylindrischen Mycelium erheben sich die aufrechten, durch Querwände getheilten Fruchtträger. Die Spitzen derselben sind reich büschlig verzweigt und auf den Enden der Haupt- und Seitenzweige bilden sich zahlreiche Sterigmen in Pfriemenform. Jedes Sterigma schnürt eine lange Kette kugelrunder, kleiner Conidien ab, welche anfangs mit einander verbunden bleiben, wodurch der Pilz ein pinselartiges Ansehen erhält. Später fallen die Conidien ab und bedecken das Mycelium mit einem staubigen Ueberzug.

Der Pinselschimmel gehört ohne Zweifel als Conidienform in den Entwicklungskreis eines Asco- oder Basidiomyceten. Doch ist seine Zusammengehörigkeit mit einem solchen noch nicht mit Sicherheit aufgefunden worden.

REGISTER.

Druckfehler - Berichtigung.

Seite 2 Zeile 6 v. ob. lies Epidemieen statt Epidemien.
Seite 15 Zeile 2 v. u. lies Standpunkte statt Standqunkte.
Seite 16 Zeile 7 v. u. lies Ustilaginei statt Ustiaginei.
Seite 19 Zeile 1 v. u. lies Oscillarineen statt Oscillariceen.
Seite 71 Zeile 12 v. u. lies Agaricus statt Agarius.

www.ingramcontent.com/pod-product-compliance
Lightning Source LLC
Chambersburg PA
CBHW020844210326
41598CB00019B/1962